La vida en otra parte

Viaje alrededor del cáncer

La vida en otra parte

Viaje alrededor del cáncer

Isabel Ordaz

Rocaeditorial

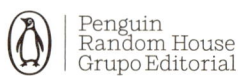

Penguin
Random House
Grupo Editorial

Primera edición: junio de 2024

© 2024, Isabel Ordaz
© 2024, Roca Editorial de Libros, S. L. U.
Travessera de Gràcia, 47-49. 08021 Barcelona

Printed in Spain – Impreso en España

ISBN: 978-84-10096-62-2
Depósito legal: B-7083-2024

Compuesto en Fotoletra, S. A.

IImpreso en Liberdúplex
Sant Llorenç d'Hortons (Barcelona)

RE 9 6 6 2 2

Un pensamiento tiene valor de verdad en tanto es suficientemente rico en representaciones y vivificante para poder oponer algo a la tiranía del dolor, que de otro modo reivindica para sí toda la atención.

Nietzsche, RÜDIGER SAFRANSKI

Sentirse dilapidado, como vemos que la naturaleza derrocha las flores.

NIETZSCHE

No te afanes, alma mía, por una vida inmortal, pero agota el ámbito de lo posible.

PÍNDARO

… parece extraño en verdad que la enfermedad no haya tomado su sitio junto al amor, la guerra y los celos como temas centrales de la literatura […] la literatura hace todo lo posible por sostener que su interés es la mente, que el cuerpo es una hoja de vidrio puro a través de la cual el alma mira sin obstáculos…

VIRGINIA WOOLF

Quaestio mihi factus sum.
(Me he convertido en una cuestión para mí mismo).

SAN AGUSTÍN

Introducción
La noticia

Hay primaveras aciagas, ya lo dice el romance de aquel prisionero que no sabía de días ni de noches, sino por una avecilla que le cantaba al albor o al alba, siendo muerta por la saeta asesina de un ballestero malaje que dejó al desdichado prisionero definitivamente solo.

Mi nombre es Isabel, de apellido Ordaz, también hay un Martín y algún otro, algo que me parece poco sustancial cuando de lo que ha de hablarse es de algo que, como una tormenta de nieve, todo lo cubre. Algunos me conocerán, otros no. Tampoco me parece muy esencial en este caso.

Cuando se empieza a contar una historia, por muy basada en hechos reales que esté, la misma historia crea su propia realidad, por tanto, se inaugura una ficción-realidad que se hace verosímil por sí misma.

Hay primaveras aciagas, decía, esta lo fue para mí.

Primavera de 2018, entre mayo y junio acudí a la clínica El Rosario, de Madrid, para un reconocimiento de rutina por algunas molestias lumbares-intestinales que padecía, una colonoscopia. Con asombrosa diligencia, me fue diagnosticado un adenocarcinoma infiltrante de colon, también llamado cáncer colorrectal.

Esta historia empieza aquí. Con el ánimo todavía tranquilo, en la confianza de mi buena salud de entonces que estaba a punto de romperse, de volverse un espejismo, empieza esta historia.

Alguien se acerca a la sala de espera. Se oyen sus pasos repicar sobre las losetas del pasillo. Al llegar al dintel de la puerta de entrada, parándose, me mira a los ojos, con tranquilidad, es un profesional. A continuación, le oigo decir:

—Lo siento.

Las palabras

Un comienzo. Por comenzar, ayer

Las palabras fueron dichas, se dijeron: «Las noticias no son buenas», se dijo (un perro saliendo de un callejón te muerde de forma inesperada).

La conciencia no sabe cómo registrar lo instantáneo, aún menos cuando es extremo, cuando significa acabar, acabarse: «No, no son buenas las noticias. Son malas. Es maligno». La conciencia no sabe cómo registrar algo que atañe al reino de la noche cuando es de día. La conciencia, para saber, necesita como mínimo el tiempo que transcurre entre el relámpago y el trueno.

Veo el azul añil de una bata desechable cubriendo mi cuerpo encogido en una camilla cubierta por una sábana de un tono azul más claro, el mismo azul de la camisola de hospital que viste el hombre que trae las noticias no buenas escritas en un informe encarcelado, bien pegatinado en su sobre, una página por una sola cara con apenas cincuenta palabras prisioneras.

Una de esas palabras se vuelve fluorescente, sale del sobre: **neoplasia**. Es una palabra negra, fluorescente.

«Lo siento», dice. No, no lo siente; en realidad insiste sobre todo en las malas noticias. El hombre tiene las cejas muy oscuras y pobladas, y su boca tiene labios muy estrechos. «Los labios de este hombre se han estrechado porque dicen palabras que no quieren decirse», pienso.

Mi boca, no obstante, no está seca. Tampoco noto ningún puño aplastándome el pecho. No me sudan las manos ni me duele nada. Aún estoy bajo los efectos de la sedación de la colonoscopia y no registro emoción ni inquietud, solo una laxitud benevolente, un *sin tiempo*.

Pero las noticias malas han sido dichas, están ahí. Hay palabras severas en el aire, las veo merodear y tarde o temprano me clavarán su aguijón. Lo harán. No pretenden agradar o disimular, solo buscan nombrar lo cruel.

—¿Cáncer? —pregunto.

—Sí —responden.

Las palabras se mueven como moscas atolondradas, sigo sus evoluciones en el aire, espero con ansiedad a que se calmen y me susurren algo más benigno. Miro al vacío fijamente. Alzo las orejas con suma atención. No entiendo nada. No se oye nada. Las palabras y yo nos miramos como animales agazapados.

Ayer ahora es mañana

Escribo sin armadura, una arquitectura invisible surge de la parte del vivir que empieza ahora, de ahí surgen las palabras. La otra parte, la de ayer, ya no es.

Donde mejor me encuentro es en el silencio, pero el diagnóstico me empuja al grito. Quiero gritar por las calles. Gritarlo: «¡Señor, señora, eh, usted! ¡Me acaban de decir que tengo cáncer! ¡Míreme, por favor, dígame algo! ¿Sabrá decirme dónde está la salida? ¿Me puede ayudar a cruzar esta espesura? ¿Tiene usted palabras-linterna? Por favor, que alguien me acoja en su seno, que alguien me acompañe en esto malo mío, la cosa oscura y sucia que me acaban de disparar por la espalda. Tengo dinero, puedo pagar, puedo pagar, por favor, díganme algo, puedo pagar».

Mis labios ahora no quieren gritar, se aprietan, saborean un secreto. Tener secretos significa tener poder. Tu secreto y tú formáis un ejército. Estoy fascinada con mi secreto, es opaco, anómalo, vive en lo oscuro y aborta toda comunicación, como el cáncer.

El secreto del secreto es el reino de la noche. El secreto de la noche es el reino de la traición.

Siempre me gustó Yago el envidioso.

—Te comprendo, Yago. Felicítate, llegaste a envidiar, no es fácil. También yo envidio ahora la salud de los otros. Siento tu profundo rencor y lucho en el silencio de los invernaderos. Mi conciencia empieza a habitar más allá de los órganos, más allá de los huesos y del empeño de la carcoma.

Busco un silencio de agua. Busco acallar el ruido, el cáncer que se comerá mi conciencia y luego se comerá mi carne y luego se comerá a sí mismo. Así actúa el carcinoma, me dicen, lo come todo y luchar contra él es matar vida dentro de mí.

En la zona sur de mi cuerpo me ha nacido una planta carnívora. Veremos.

El cuerpo se hace presente

Me desnudo frente al espejo. Miro la imagen que se refleja allí. Cuerpo de una mujer de sesenta y dos años, armonioso aunque un poco flácido. Los hombros y el cuello forman un ángulo recto que aún parece de mármol pulido. Los brazos están flojos hasta las muñecas, donde las manos se apuñan. Las manos, cuando tienen miedo, se apuñan. Los pechos son abundantes, caen, se acomodan a su peso. La areola del pezón y el pezón mismo permanecen altivos. Hay otras cicatrices que cruzan el vientre en la parte alta del estómago como asas de maleta. Por ahí cogerá la muerte su equipaje.

El reflejo de mi cuerpo en el espejo, hasta las rodillas; se ven unos muslos fuertes, algo granulosos. Parpadeo. Una imagen aparece junto a mí, es un Sagrado Corazón de gelatina. Desaparece. A continuación aparece un hombre que me mira. Me coloco para él, poso automáticamente, levanto un brazo, le doblo tras la nuca, coqueteo, le miro desafiante, giro la cadera y una ola ondea en mi cintura. Busco la mirada del hombre. Ha desaparecido. Soy un vaciado en yeso. No hay más imágenes.

Mi cuerpo se ha entregado, he abierto las puertas de mi casa a la oscuridad por donde pasea un tumor, la cosa, el ántrax, un racimo de bulbos. Qué hará ahora. Duerme o gimotea o querrá comer. Buscará comida a través de las oquedades de los núcleos calcáreos. Seguramente será muy feo.

No quiero odiarle. Cuando odias otorgas poder a quien odias. Guardaremos las distancias.

Aparecen los otros

Estoy atrapada. Si digo, siento pena por ellos, les siento inmovilizarse. Si no digo, entre la realidad y yo se levanta una muralla. El lenguaje no se puede secuestrar. Si dejas de decir una palabra, la que viene detrás termina por ahogarse. Si dejas de decir, por ejemplo, «cáncer», se producirá una aglomeración de palabras en la salida y no se podría decir lo que viene después, por ejemplo, «tengo miedo».

Las palabras, sobre todo las que duelen, tienen que salir, quieren hacerlo, respirar, desean nacer.

Hay que decir para penetrar en el lenguaje y encontrar su corazón para que vibre y te haga compañía.

«Tengo cáncer», digo. Un ejército de leucocitos viene hacia mí.

Las personas son generalmente cálidas. Están deseando amar, pero son tímidas. Los parientes, una amiga... ante el diagnóstico se quedan despojados, no saben qué hacer, qué decir. Levantan un velo de luto y esconden sus ojos detrás. Pudor, amenaza, miedo.

Sus ojos se apagan. Se pone en marcha un automatismo corporal. Gesto general de abatimiento. Después se levanta una torre muy alta de palabras, una escalera de incendios. La muerte nunca fue un gran tema de conversación. Poco estimulante.

Y la esperanza, bueno, menuda pieza está hecha, la superviviente de la superviviente, esa ni aparece. Tampoco la necesito, no me queda ninguna voluntad de tener esperanza.

Un tigre, por ejemplo, en época de sequía está hambriento, no hay pastos ni animales y se pone en marcha. Busca agua, el sol le perfora el cuerpo. Su naturaleza le dirige, no su voluntad. Ni su esperanza.

Comida por el escepticismo como un animal castigado, me digo: «Observo vuestra compasión, amigos, y eso me alivia, me consuela observar que os duele mi dolor. A la especie y a mí nos consuela vuestro gesto, es un consuelo ético».

Pero noto que mi alma se arrincona. La veo dirigirse hacia la esquina de lo fatal, está encogida bajo la lluvia, cabizbaja, empapada. Pobre. Este es el momento en el que, en otros tiempos, los dioses que habitaban el aire recogían las quejas y los suspiros de los desdichados.

Quién recogerá ahora mis lamentos. El aire está solo, como yo, no le acompaña la embajada de ningún sueño. El aire ahora vale lo que vale su oxígeno, su nitrógeno, su dióxido. ¿Qué silencio, lo bastante presente, abrazará este dolor?

«Yo os consuelo a vosotras, hijas de Jerusalén, no lloréis por mí, etc...».

Entonces trato de rebajar el impacto, sonrío a los otros y acudo a lo banal: «¡No os preocupéis! Estoy bien. No es nada. Este es de los que se curan».

Noto su alivio: «Eso, eso, eso. Esto no es nada, mujer. Así nos gusta».

Yo no les creo, ellos no me creen a mí, pero es bonito, hacemos que creemos a pesar de no creer, disimulamos, sí, construimos una civilización, mentimos un poco para respetar, conocemos nuestros límites y de paso ahuyentamos a la muerte.

Pero mi corazón grita, está gritando como loco:

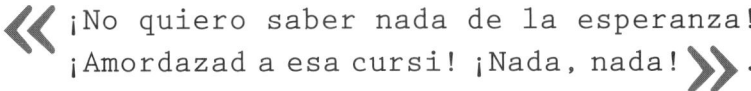

¡No quiero saber nada de la esperanza!
¡Amordazad a esa cursi! ¡Nada, nada!.

Y espontáneamente rezas

Si escribes la palabra Dios, creas la realidad de él, abres una puerta con consecuencias insospechadas: «Lenguaje es la expresión, la comunicación de contenidos espirituales…, y en el ámbito de las ideas el perímetro lo marca la idea de dios», Walter Benjamin. Claro que Walter Benjamin era judío, para los judíos, aun los ateos, siempre hay un pretodo silencioso, impronunciable.

Es genético, lo trasmiten las madres judías. Es el presonido antes del Verbo, por eso su Yahvé se escribe sin vocales. Es una palabra indecible.

Y escribo la palabra. Escribo Dios. Es una casa muy grande, está vacía. Por la parte de la fachada principal, dos de las columnas que soportaban el porche que antes era el de la entrada se han derrumbado, el balcón central de la primera planta, tambaleante, ha entregado algunos cascotes que descansan sobre la cuadrícula de jardín que rodea la casa. Hay un fresno y una mimosa, y a su lado, en el suelo, parte de una ménsula caída. Me siento en ella y miro alrededor, no tengo nada que hacer, absolutamente nada que hacer excepto saber qué papel juega Dios en todo esto.

Dios es una página en blanco, un plano vacío que relleno con aquello que voy necesitando. Dios es la lista de la compra. Es la carta que escribe una niña a los Reyes Magos: «Dios, me han detectado un cáncer, ¿puedes llevártelo, por favor? Dios, ¿puedes hacer que el tiempo vuelva a posarse en mi mano como un pájaro dulce igual que antes del tiempo de antes del lunes 11 de junio de 2018? ¿Y puedes también hacer que esas palabras sucias no hayan sido nunca pronunciadas? Por favor, Dios, ¿puedes traerme un cuerpo para estrenarlo de nuevo?». Dios, son los restos de un pergamino antiguo a medias calcinado.

Por supuesto no hay respuesta, claro. Doy una vuelta alrededor de la casa de Dios. En su trasera hay una caseta, como leñera o trastero en donde se acumulan los personajes de mi dios, viejos trajes de teatro desgastados por el tiempo y la falta de uso. El traje de juez, pomposo y soberano; cerca de él, una barba postiza que en su día fue blanca y venerable y ahora está sucia y desmigada por toda suerte de alimañas. Más allá el disfraz del padre, mayestático, riguroso, tan solo su presencia de domingo, traje negro, camisa blanca, sin corbata, está medio colgado en una percha vieja, tan solo su presencia galvanizaba voluntades, qué tiempos. El sudario del hijo está medio escondido, apenas jirones que reposan junto a unas cántaras de leche. Me conmueve, aún me sucede, el hijo me conmueve, es la divinidad cercana, la que sufre y la que en la muerte deja todo lo que tiene, o sea, la humanidad. Es el símbolo de lesa majestad contra la inocencia mancillada, contra los versos, las metáforas, el lenguaje que se encarna en la buena acción y esta que se encarna en el lenguaje. Esa palabra suya todavía está encastrada en los derechos civiles, la palabra en verdad civilizada.

Lesa majestad, la que Roma describe y prescribe así: «Delito político contra el príncipe, el Estado, contra el pueblo, abarcando ámbitos de divinidad».

Los jirones de esa historia sublime aún perviven. Su argumento reposa sobre algo así como que la vida es más grande que la muerte y por tanto la desborda. Insólitos juegos de resurrección. Poesía.

También está el disfraz del espíritu, convencionalmente alas o polvo que gira sobre sí mismo en un haz de luz. Efectos especiales. Pero no solo, «espíritu» también son los frutos de estación, amigos que conversan mientras la vida tiene vida por delante y se manifiesta en el rumor de un río cercano o en la brisa que pasa las hojas de un libro olvidado en una silla.

Por alguna razón ahora se me viene Virginia Woolf a la cabeza, *Al faro*. Sigo rezando.

Estos son los personajes, los disfraces del dios de mi cultura. Hay otros teatros, otros trajes, otros dioses. Lo mío es esto y lo confronto con un futuro seco que me han escrito en un informe afilado y seco como el punzón que se usa para picar hielo.

Hay desorden en mi corazón

El pensamiento se me ha arracimado alrededor de una idea fija: mi cuerpo está severamente castigado. Esto es una guerra y por lo tanto no hay sentido, hay alienación:

> « Peces profundos de mi océano, habéis perdido el norte, ¿verdad? Vuestro radar es ahora un gemido agudo, radiaciones de muchos voltios que asfixian

los corales. Hay un incendio en el arre-
cife. Peces profundos de mi océano, os
han alterado los genomas, sois carna-
za para la devastación y estáis tristes, ¿verdad? ❯❯ .

Llorar

Solamente dos lágrimas y muy pequeñas. En algún paseo
por el monte, frente a alguna puesta de sol, en una siesta
bajo un chopo, hace ya tiempo, no sé, no recuerdo bien dónde, debí perder la autocompasión. Me debió visitar alguna
plenitud agazapada y ahí siguen los rescoldos.

Siempre me ha parecido todo *sublime*, tal vez he usado
un tanto en exceso esa palabra, «sublime». Pero ahora la
pronuncio y me suena a palabra antigua, sin resonancia. Sin
embargo, existe, por ahí debe andar, por las afueras, en las
grajeras, las ratoneras, las comadrejeras o en los túneles de
los hurones. *Sublime* no es algo muy importante, apenas
ocupa espacio, solo junta, une la mirada y lo mirado, los
traba y los asocia.

En la *Carta de Lord Chandos*, Hugo von Hofmannsthal
lo define como la «prodigiosa participación»:

> Pues nada tiene que ver con la compasión, ni con ningu-
> na asociación inteligible de ideas el que, otra tarde, encon-
> trase bajo un nogal una regadera a medio llenar, olvidada
> por algún jardinero, con el agua oscurecida en su interior por
> la sombra del árbol y con un insecto que se desplazaba de

un borde hasta el otro por el espejo del agua; y aquella combinación de detalles insignificantes me atravesó con tal presencia de infinito, desde la raíz del cabello hasta la médula de los talones, que habría querido estallar en palabras, unas palabras que, de haberlas encontrado, podrían haber derribado a esos querubines en los que no creo.

Estas mismas y otras palabras me amparan frente a la muerte.

—Ahora defina «muerte».

—La radical anomalía.

Y de pronto muchas lágrimas

Empujada por mi voluntad de vivir, sueño, lloro, espero...

« `volver a ver tu rostro mañana` **»**.

Cuando se llora con lágrimas abundantes siempre es por la misma causa. Se llora siempre por la misma herida, solo hay una herida, la herida-pozo, cada quien la suya, una que contiene todas las demás.

Yo tengo una herida, por tanto, soy defectuosa. Mis amigos tienen una herida, también están incompletos, somos defectuosos. Ellos y yo estamos por hacer, haciéndonos y deshaciéndonos o viceversa. La defectuosidad es una grieta por donde entra el amor.

No puedo llorar por el cáncer que me han diagnosticado. Pero días después de esta noticia, una inesperada humedad levantó parte de la madera del salón de la casa. Algunas tablas del parqué se habían abombado y al no poder ensamblarse dejan al descubierto montañitas de hormigón desmigado. Lo que era armónico y natural ha dejado de serlo. Se ha roto el orden y mi pisada es insegura en ese tramo. Deseo recomponer las piezas, es imprescindible que esté todo en su sitio, en el lugar que le corresponde, el dos después del uno y el tres después del dos, hasta el infinito. El caos me vuelve vulnerable, compromete la secuencia y la secuencia es Dios.

Puede que durante años haya asociado el caos y el orden a lo moral y lo inmoral. Soy más apolínea que dionisíaca, puede que haya asociado el caos al sexo como algo inmoral. También he asociado el caos al desorden y a la injusticia.

En el salón de mi casa se ha levantado el parqué y lloro lágrimas muy viejas.

Bueno, ya basta, ahora he de ocuparme solo de la vida.

—Defina «vida».

—Ser.

—Defina «Ser».

—Poder pensar mientras se mira un jardín.

Pensar para salvaguardarme del cáncer

Pensar el ser en esta parte del planeta (Occidente) ha significado un gran esfuerzo por pensar al individuo, no a la especie, no al conjunto, al individuo. Mientras se tenía la opción de encender una pipa (actividad masculina), medirse con Dios y mirar un jardín, se ha pensado el ser.

Por su parte, la carne del ser se desangraba en guerras (actividad masculina) que trataban de reorganizarse en torno a una nueva redistribución de la riqueza dada la nueva reproducción industrial de los bienes de consumo para alumbrar nuevas clases sociales, ampliar la pirámide por la base y acercar la cima (del consumo) al individuo. He ahí la burguesía, he ahí el individualismo, he ahí Europa y el siglo XIX.

Eso soy yo, y también soy una mujer y ahora además soy un tumor. El tumor ya no me deja ser una mujer que reflexiona sobre el ser mirando un jardín, sino una mujer que trata de dialogar con su tumor, que trata de adivinar cómo puede ser un amontonamiento de úlceras coaguladas que han decidido organizar su propio sistema en mí sin mí.

Por tanto, ahora mi ser es el principio de algo que me crece por dentro al margen de mi voluntad y que ha puesto plazo a mis veranos.

Ser es la voluntad pensándose a sí misma, la voluntad haciendo uso del atributo de pensar (masculino y femenino), o al menos eso decía Schopenhauer. Una época en la que se buscaban con denuedo nuevos nombres para el *alma*. La voluntad pensándose a sí misma para justificar, para acotar lo que por naturaleza tiene la facultad de desparramarse, de ser materia desorganizada multiplicándose hasta el suicidio, el cáncer, la bio-autolesión.

Pensar es el lujo de un jardín. La vida es una selva. Me han exiliado, me han reubicado en la selva. Y en la selva el tiempo no es todo el tiempo para pensar. El tiempo de la selva son cápsulas de tiempo, latidos minúsculos y constantes que la vida necesita para una intendencia sin lujos: sentarse y levantarse lentamente, subir escaleras lentamente, tomar pastillas con lentitud. Lentamente sobrevivir.

Por otro lado, en la selva se aligera el peso de los sobrentendidos del pasado y del futuro, se aligera la fatiga moral que supone dictar sentencia sobre la realidad a cada paso, una realidad que se pretende construir, permanentemente, a la propia imagen y semejanza.

Aprenderé. Estoy serena. Me dejaré. He sido derrotada, no opondré resistencia (no tengo elección, me han echado del reino, otra vez). A cambio he de renunciar a la tentación de la esperanza. Mediante este pacto espero encontrar el pequeño sendero que ha de existir entre el destino de sangre y la voluntad de vivir. Tiene que haber un sendero, siempre hay un sendero, al menos eso aprendí en los cuentos infantiles, senderos que se abrían a claros en el bosque y los niños y los caminantes se extasiaban o jugaban o visitaban otros reinos.

Y también había ojos que acechaban en la sombra, escondidos entre la maleza, eran ojos de lobos, pero podían ser ojos de otras cosas, lo maléfico apabullante que se movía sin hacer ruido y que emitía reflejos en fuga. Había raíces que amenazaban rodearte, había ululantes ruidos, se oían los crujidos de la tierra como gritos...

Después llegó Walt Disney y rompió la tensión dramática, propuso un desenlace y mató a la madre de Bambi. Cómo se puede matar a la madre de Bambi. Bueno, Walt Disney era americano, ellos son modelo de individualismo caiga quien caiga, les fascina el *self-made man*, el *self-made land*, el *self-made* Bambi.

Otra expulsión del paraíso, la de la infancia. He sido expulsada del paraíso una y otra vez de forma pertinaz.

Isabel y el sistema

A pesar de todo me digo:

> « Todos los fracasos son míos, todos los límites, míos, todos los versos por hacer son míos » .

Quién se esconde detrás de Isabel, quizá una niña con tutú que da encantadores giros sobre la plataforma circular de una cajita de música, pero ahora también este naufragio, un designio, este fantasma caprichoso.

Me palpo el cuerpo. Todo lo que me rodea tiene ahora un tamaño que supera mi fuerza, mi altura, mi dimensión, todo puede superarme. Ahora tengo la capacidad de una lata de cerveza estrujada.

Antes o después aparece. El momento Kafka es inapelable. Ahora soy Samsa-la cucaracha y busco rincones para no ser aplastada. Pobre cucaracha mía, pobre sombra que respira asustada detrás de cualquier mueble. Solo quiere un lugar entre el follaje para no ser descubierta, para que no la pisen, poder ser invisible.

Pero seré descubierta, un tumor me ha nacido y sus signos se harán palpables. Seré descubierta y secuestrada por el sistema, lo correcto, por el aparato voltaico de la salud extragamma, de la salud megaradio, nucleica y magnética, intervendrán mis ciclos, ordenarán mis actos y quemarán por dentro el mal y el bien que haya en mí.

La vocación del sistema es reducir para proteger, para controlar, puede decirse que sus intenciones son buenas, solo tienes que entregarte sin abrir cuestiones, sin presentar dudas que puedan sabotear el sistema. Su profilaxis es impecable, una de sus mejores bazas, su aseado perfil, su aspecto virginal. Todas sus formas se manifiestan clorofiladas.

Si el sistema se llama padre, repeinado siempre, abotonado en sus sucesivas capas, camiseta-camisa-chaleco-chaqueta, como el padre del pobre Samsa-la cucaracha, pobre Samsa. El pobre Gregorio Cucaracha Samsa, cegado por su padre, por el reflejo de la cadena de plata del reloj de bolsillo de su padre.

Si el sistema se llama justicia, el reo no tendrá nombre, será un sumario sin alma, despersonalizado por la ley, por el tercer ojo de la ley. Si el sistema se llama ciencia, será la máquina, la reformulación del mito, ella te prometerá la eternidad sin tener en cuenta que perteneces a la casta que vomita, que tienes dolores y sufre de vértigo.

No es mala la ciencia ni la ley ni el padre, ni son malos ni buenos. Tampoco fracasan, son prueba-error, prueba-error, ese es su universo. La que parece fracasar, según dicen, es la materia, una química imperfecta, una física caduca, una sangre que a veces pierde la salud, el color y el cauce, los órganos que se hacen lentos o tarados, deficientes, o que se han cansado de vivir o han heredado un veneno mortal por generaciones, o se vuelven códigos nerviosos con sus dígitos alterados que se reproducen como caimanes hambrientos y revientan la vida o la electrocutan o se la comen.

Ni la ciencia ni la política admiten ninguna responsabilidad. Los sistemas tratan de protegernos y abrazan con ello el supraobjetivo de la salvación del grupo, de la especie, siguen un criterio colectivo. El ser individual, ese se tiene que salvar a sí mismo más allá del sistema. Existir es un asunto mío y la supervivencia de la especie es una responsabilidad del sistema.

Y en este árbol del sistema somos «frutillas estrujadas», como dice José Martí, que son los adentros de las personas que viven en las grandes ciudades. En «Amor de ciudad grande», dice José Martí:

> *... y las almas*
> *no son como en el árbol fruta rica [...]*
> *sino fruta de plaza que, a brutales*
> *golpes, el rudo labrador madura.*

A veces la vida no es suficiente, tampoco la vida.

Fuentes de sangre

Mi cuerpo está formado por tantos rincones hermosos, es el recipiente de tantas fragancias. Me lleva donde le diga y se presta a retornarme cuando me canso.

No entraré en el lujo de la mente, no seré exhaustiva en el milagro de las articulaciones no rígidas, en la descripción de lo flexible, de lo que puede doblarse o atarse los zapatos, alzarse sobre las propias plantas y coger algo de lo alto: la sal, un libro, uvas, estirarse al sol o ponerse a cuatro patas para jugar con el perro u otros juegos.

A mi cuerpo le piden ahora que entregue sus venas. Mi cuerpo es ahora el expediente de una incidencia, el número estadístico de un avatar, el jeroglífico de un listado de casos en una revista científica.

El trato es exquisito y cordial y les ofrezco mis fuentes, pongo a su disposición el envés de mi mano por el lado de las venas carnosas para que me pinchen lo azul a la altura del codo, en esa posición en la que se entrega la vida, la que se ha visto tantas veces en la historia, los patricios romanos, Séneca, por ejemplo, o el mismo Marat, brazos que rebosan en el borde de bañeras espumosas.

Unos sanitarios son certeros, otros no. Sus gestos son

profesionales, pero algunos se distraen, su cuerpo lleva un ritmo y el pinchazo otro. O son nerviosos o indecisos o demasiado jóvenes o inexpertos. Los más jóvenes son ramas llenas de pájaros en desbandada.

Advierto el picotazo, ya solo es cuestión de organizar las entradas y salidas de las vías.

La benzodiacepina o el Demerol se pasean por la conciencia y tus escrúpulos vuelan hasta la gomosa nada.

Con la benzodiazepina mi cuerpo adquiere unos pies inquietantemente pequeños que soportan una carrera detrás de un deseo.

Allá va mi cuerpo con el corazón en la boca, al fin atrapa algo entre las manos.

Su trofeo es una nube de algodón de la que enseguida se cansa. Mi cuerpo busca otro sueño, otra nube, el genio de la lámpara humeante, su vientre voluminoso.

Tengo el tiempo justo de pedirle mi deseo antes de que se disipe:

《 volver a ver tu rostro mañana 》.

Cuando se saca la aguja y se quitan las vías, se queda en el terreno un área sombreada, charcos aquí y allá, regueros sueltos que gotean hacia dentro y se extienden bajo la piel con el color del vino tinto, después el cárdeno hasta el amarillo final. «Zona investigada».

Poco a poco las venas se vuelven duras. Las venas se arroñan por el uso.

Dicen que es importante hacer el historial del cáncer. Me gustaría contarles a los médicos algo de mí, de mi vida, pero no muestran ningún interés, en cambio se muestran muy interesados por la biografía de mi cáncer.

Los frasquitos de sangre se van amontonando en la bandeja de zinc como soldados, glóbulos rojos a la espera de una leyenda sin grandeza.

La memoria. Mi primera comunión

Las zonas sombreadas de la mano me trasladan al blanco inmaculado del vestido de mi primera comunión, la trama de la gasa, la puntilla de los guantes, el nácar del rosario, la corona de cintillas de raso y la malla del velo derramándose, formando una cascada o una escalera para que asciendan por él los ángeles o los demonios, depende, para que ascienda por la cascada del velo un niño de barrio con las manos manchadas de grasa de automóviles del taller de reparaciones donde trabaja. Un niño de ojos negros y profundos que hacían que tu risa se soltara como la alarma de una joyería. Entonces te llevabas la mano a la boca para acallar eso histérico de ti, pero de nuevo el fogonazo de sus ojos negros desabrocha tu risa. Y así eternamente. En verano con más frecuencia.

En la primera comunión, las aspirantes a reinas se disfrazan de meninas, modelo estándar de minirreina. Se ensayaba la majestad del cargo y luego te cubrían de accesorios y se construía alrededor una aureola de gracia esplendente.

Los símbolos, la medalla protectora, el oro de la virginidad, los pendientes que regala la tía favorita a la que siempre había que convencer para que quitara la etiqueta del precio, en el último momento, antes de colocártelos en las orejas, el relojito, tiempo que empieza y tiempo que acaba —primera sombra—, la faltriquera repujada donde tu tesoro de botones y lapiceros mordidos se cambia por un tesoro de monedas —segunda sombra—, el dinero que te dan los familiares: «Para que te compres algo bonito. O mejor aún, guárdalo en una hucha para cuando lo necesites». Se fomentaba el ahorro.

El tesoro del dinero era menos divertido que el tesoro de los botones y los lapiceros gastados.

Mi familia era de origen humilde y los vestidos se heredaban. Una prima, mayor que yo y de más recursos, de nombre Aurora, accedió a prestarme el que ella misma había llevado y que desde entonces guardaban con cuidado en una gran caja envuelto en papel de seda y bolitas de alcanfor.

El vestido fue oreado con el tiempo suficiente para que se fuera aquel olor característico que aun así no pude quitarme de encima durante toda la celebración, esa incómoda sensación de estar encerrada en un armario atacada por termitas o xilófagos que protegen a sus huevas fieramente. El cuerpo me picaba, pero la prima Aurora estaba siempre muy cercana y atenta y me reconvenía diciendo que si me rascaba de esa forma terminaría por rasgar su vestido. Contuve como pude la desazón, ella espiaba todos mis actos, me advertía de las manchas que podían caer sobre tal blancor y que yo, torpe de mí, acabaría estropeando. Me cubría con servilletas, con las manos, con su sombra, con sus consejos, conjuró un círculo a mi alrededor que impedía que otras primas y primos se acercaran y me tocaran o que pudiéramos jugar y hartarnos de reír.

Aquel reino mío de la primera comunión estuvo muy vigilado y pasó muy pronto. Al final, y como en las comuniones de los pobres se aprovecha la ocasión para comer, merendar, cenar y desayunar, el ágape terminaba con tarta y pasteles y un chocolate negro y muy espeso servido en tazas blancas muy comunes.

La mirada de la prima Aurora era una mirada infrarroja, sus ojos parecían no tener párpados y sus pupilas, verticales y amarillas, recordaban a las de los cocodrilos; en realidad no era una mirada sino una longitud de onda. Así miran las personas codiciosas.

Su madre la llamaba ahora desde el otro extremo de la mesa para que se sentara junto a ella. «Deja en paz a tu prima o no tomarás el chocolate». Al fin podía ser libre y me aflojé.

Después, ya solo recuerdo el líquido negro cayéndome como lava sobre el vestido de la primera comunión. El chocolate me calentaba el cuerpo y me ahuyentó un escalofrío que me había acompañado todo el día. Mi rostro se transformó y, aunque el vestido quedó todo manchado de chocolate, me sentía muy feliz, como si hubiera aplastado una serpiente. Me sentí purísima, no sé, me llené de arcángeles.

Cómo disimular el cáncer

Ay, las apariencias. La belleza es un poder. Por un halago pongo mi alma en venta o alquilaje.

Circula un rumor que afirma que el mito de Fausto no es viable puesto que el diablo no compra almas. Como todo el mundo sabe, el diablo no es corpóreo, por lo que no puede tener posesiones físicas, nada material puede ofrecer. Sí posee lo tácito, el espejismo, posesiones solo aparentes pero muy cotizadas; las cumbres, por ejemplo, donde se suele estar solo, cualquier cumbre, no importa, cualquier lugar de la mente donde el viento sople poderoso. También dicen que los diablos, especialmente los del sur, habitan en los desiertos y que allí son como remolinos o espejismos.

Otro rumor es el que afirma que el diablo solo acoge las almas en depósito y a cambio entrega quimeras, te da un resguardo y luego el alma te es devuelta si pagas un peaje, como en una Casa de Empeño. Yo desde luego prefiero el alquiler, así nada es definitivo, no hay esclavitud inalterable.

Yo una vez negocié lo mío como pude, las apariencias, que nunca nadie alcanzase a ver las costuras de mi traje de princesa. Siempre me gustó parecer plenipotenciaria, no sé, me cuesta reclinarme. Además, mi alma es roedora, se pierde por unas peladillas.

Sin embargo, con el poder alto, con el poder grande, nunca me atreví. Ser líder, eso es otra escala; implica a veces vivir con animales muertos, con espíritus embalsamados y con la sangre de los cálices.

—Defina «poder».

—El diablo que siempre trató conmigo me lo definió así:

« El poder es un liquen negro que recorre tu cuerpo en un orgasmo ácido. Tu espacio entonces se vuelve de mármol y no te afecta nada. Lo que se arrastra a tu alrededor no es importante. No lo mires, hay muchos otros sitios donde mirar. Si no puedes evitar mirarlo, que la mirada sea general, y sobre todo no tiembles, si tiemblas estás perdida. La necesidad de lo que se arrastra es insaciable, te comerá los bolsillos y te sacará los ojos. Yo he intentado hacer negocios con esa gente, son imposibles, nunca tienen suficiente y además son aburridos, no entienden nada y la metafísica tampoco les consuela » .

Con el tiempo acepté renunciar al liderazgo, al ser mujer no fue tan difícil, estamos muy entrenadas en la docilidad, aunque a veces, es verdad, aún siento un grito atascado y el deseo incontenible de ser diosa para alguien.

La estética y el cáncer

Empezar a escribir es empezar a vencer el vértigo del fracaso, un fracaso que ahora se asienta con más fuerza en mi vida a partir de un crecimiento anómalo de mis células, a partir de una vida sin códigos, vida enferma por derecho, que no atiende a ninguna norma pactada, civilizada, moléculas en pie de guerra como un organismo paramilitar que decide imponerse en un territorio elegido por un déspota cuyo semen se multiplica por el gusto de multiplicarse y a gran velocidad, que busca una descendencia sin criterio de responsabilidad o destino, un tirano pulposo y esférico, tentacular e informe, cuya única belleza reside en la brutalidad ciega de alentar, de comer, de imponer sus órdenes al resto de mi cuerpo espantado ante la bestia. Pero está en mí, es un hijo nacido en mí, ha elegido mi naturaleza para existir, es mi antiembarazo y espero, sin esperanza, alcanzar un antiparto.

Y en este tiempo cortado a cuchillo por un asaltante de caminos, en un tiempo al borde, he pasado a ser una hija de la noche que espera sentada en una ruina. Atisbo formas de rara belleza, microscópica belleza, por ejemplo, antenas móviles que buscan conectarse a un hormiguero, lenguas veloces que silban para poder comer, poros que abren sus boquitas de pitiminí que lo absorben todo, élitros flexibles, el microvuelo de un pájaro dormido. Me adentro en la invisibilidad de lo que teje y tiene vida más allá de la fatalidad, más allá del rango de los genomas y su misterio.

El que más sufre es Eros, pobre, embalsamado, corriendo afligido a esconderse entre las tumbas. Este es otro reino. Pobre Eros, cómo ha envejecido de repente.

A pesar de todo, la belleza

Estoy a la espera. Me van a radiar y habré de tomar quimioterapia. Están organizando mi calendario de las próximas seis semanas. He pasado a la reserva y mi actividad consiste en desmenuzar la realidad.

Ahora tengo todo el tiempo por delante para llenarlo de mí. Escribo en esta nueva estructura líquida sin poder soportar lo sólido. No quiero novelas cuyos personajes van y vienen todo el tiempo encantados de ser llevados y traídos envueltos en rutilantes armiños de acción, en interminables aventuras frente a costas desiertas o en piscinas abarrotadas de músculos aceitosos y sombrillas floreadas. Tampoco me es tolerable la inacabable memoria, los estíos decorados con rubicundos niños experimentando su sexualidad, su heterosexualidad, su homosexualidad, su transexualidad, su parasexualidad o su asexualidad. Mi naturaleza se ha quebrado. Desmenuzo la realidad sobre la punta de una aguja, no tengo más espacio. Mi naturaleza ahora es un fractal.

Miro árboles. Tengo mucho tiempo. El tiempo se me ha puesto todo junto entre las manos y, para no aburrirnos, ni el tiempo ni yo, hemos de entretenernos.

Al mirar un árbol pienso en su belleza y nunca recuerdo, pobre, que también es perecedero o si le duelen las raíces retorcidas, si pasa sed o si se deprime en invierno cuando se le van todas las hojas, si se dobla de dolor cuando le cortan en Navidad para adornarle luego con bolas de colores y hacerle una foto junto a una chimenea rodeado de gente que no conoce, algo que creo que los árboles detestan, a los desconocidos, digo. A los árboles, especialmente a los abetos que están acostumbrados a la ventisca y el temporal, que adoran la nieve, la altitud y el silencio, no les gusta el ruido o ese calor sofocante de las chimeneas.

Al fin el nombre. Mi cáncer es de recto

A lo severo del diagnóstico, al temblor vital que conlleva, he de sumar, para mi pudor, el lugar irreverente y escatológico de su situación en mi cuerpo. Como quiera que sea, no puedo dejar de nombrar lo que de suyo lleva tal nombre. He de aclarar que es parte de un todo que puede alcanzar distintos grados de jerga científica. Intestino grueso, ese es el nombre del conjunto, pero que ya en sus tramos varía la denominación dependiendo del lugar: colon, recto, *rectum*, hasta el orificio o parte final, por donde lo que ha de salir encuentra su salida y cuyo nombre, el ano, ocupa ese territorio pueril de la burla que, como niños incontinentes, nos lanzamos a celebrar igual que todo aquello que nos apura por su fealdad, nos avergüenza por su extravagancia o nos asusta por su oscuridad.

Quevedo encontró aquí una mina de oro, jugó con las cabriolas del lenguaje que en su fertilidad nos permite recrear universos múltiples: ano, esfínter, culo, nalgas, asentaderas, posaderas. Ojo opuesto a la boca, ojete, abertura del tracto digestivo. Donde el excremento, la excreción, los detritus, la deposición, cagada, heces, caca, boñiga, residuos, inmundicia, necesidades. Se expelen en el acto de la deyección, deposición, de obrar, defecar, ciscar, expeler, deponer, aliviarse, y más.

Qué poderoso es el lenguaje, su grado denominativo más alto o más bajo, todo nombre dado a la materia, en este caso materia en su estado crepuscular, convertida en excedente de lo que apenas un momento antes había sido abundancia en la mesa de la Vanitas —granadas, uvas, perdices, cabezas de carneros, manitas de cerdo, pan y vino, pescados, hortalizas, quesos, higos, chocolateras y barquillos—. Todo ello se convierte, en nombre del desecho y la basura, en palabras oficialmente malsonantes que acompañan y se usan como a cada cual le dé la gana usarlas, como a cada uno le guste o le competa o como haya oído expresarlas a sus padres, sin cera ni boato, sin pretensión ni explicación, pero que se usan para nombrar aquello que todos tenemos, por donde en todos sale la misma materia con la misma detestable emanación.

Sí, Quevedo encontró una mina. Y Cervantes también, que llegó al corazón del pueblo, entre otras cosas, describiendo las ventosidades de su escudero Sancho.

Sí, de recto, cerca del ano, sí, un cáncer de mierda.

Primera sesión

Ya he sido radiada. Mi primera vez en la habitación sagrada, en la estancia blanca de la novia galvánica. Te preparan para el acto, visten y desvisten la parte de mí que va a ser tocada por la luz para hacerme digna de nuevo. No toda yo, solo la parte de mí que se ha entregado a la orgía nodular: «Mujer. De sesenta y dos años. Estatura media. Peso medio. Piel y cabello oscuros. Viste la consabida bata azul petróleo y unas alpargatas amarillas de esparto. Su nombre ahora no nos importa. El área a radiar es el perímetro ventral posterior con posibles irradiaciones hacia zonas limítrofes sin especificar. Impresiones: Otra sirena varada».

Me anonada la blancura del cuarto. No hay ningún signo o palabra en algún sitio, ningún papel escrito que me exculpe, alguna recomendación, nada, ninguna esperanza pasajera. Solo hercios.

Se escucha un silencio redentor. La eternidad blanca me posee en la habitación blanca y fría y mi cuerpo frío rompe a sudar en un desierto frío.

Dos objetos ocupan la parte principal de la alcoba de la novia, un volumen horizontal de metacrilato forrado en rojo que a primera vista parece una mesa de operaciones móvil o carricoche que traslada cuerpos y un brazo articulado suspendido en el aire que soporta otro volumen esférico, un enorme cero con un ojo en el centro y algunos otros artefactos periféricos.

Un anillo de luz violeta mira, parpadea y prepara sus descargas. Es un ojo que espía a las manadas y las perturba. Perturbaciones espasmódicas de las manadas ante el ojo geológico del glaciar.

Pobres manadas, despeñándose pecado abajo hacia el miedo o la culpa, durante siglos y siglos.

Sé que no dispongo ya de mí, he sido entregada a un dios de personalidad tormentosa que velará por el tumor insano que crece en mi naturaleza. ¿Qué parte de mi ser ha enloquecido para acoger semejante despropósito? ¿En algún punto del camino mi alma cometió la temeridad de renunciar a la vida? Ahí, en ese paisaje, descuidada, empapada por una cólera estéril o una lluvia de hastío, mi pasión se rindió y enfadé a los dioses.

Sí, a los dioses les enfada que nos aburra la vida, que nos quedemos sin pasión. También les enfada que tratemos de buscar un atajo o queramos ahorrarnos algún derramamiento de sangre. Ellos la quieren toda, les gustan los héroes. Como no tienen que parir... Y si no se la damos empiezan a descontar días y días y noches y noches, empiezan a hacer estrafalarias sumas y restas como dioses enloquecidos que son, porque ya no queremos jugar con ellos.

A veces me aburre la grandeza de los dioses y dejo de jugar con ellos. Ellos se aburren con mi insignificancia y yo con su *todopoderosismo*. Habremos de encontrar algún rincón nuevo donde mi terca voluntad y su estúpido sentido del destino se avengan a pactos. Ni yo voy a aceptar ese destino sin más, ni ellos van a respetar mi voluntad porque son legendarios y su realidad es solo representativa, como no son paridos...

Mi persona es otra cosa, es un ser en tránsito y en ese tránsito está la vida y la muerte.

No soy lo mecánico, soy la vida y mi voluntad de vivirla.

Y me rompo y me recompongo y cuando caigo me revuelvo y me levanto.

Y junto a la que vive soy la que se narra, permanentemente, naturaleza no muda que aspira al nombre, aun al innominado, sobre todo el innominado, que como tal no es que no sea, sino que no se nomina por estar en gestación inacabable, un espacio vacío de fertilidad potencial. Son *los dedos sixtinos* de Miguel Ángel, los que señalan en la cúpula de la capilla el espacio vacío que existe entre el padre y el hijo, donde en el sumo anhelo, en la suma expresividad, buscan el contacto.

Y me tomó un dios de fuerte carácter

No soy Leda, la ninfa, ni Zeus transformado en cisne viene navegando por un lago tranquilo orientando su pico hacia mis labios escondidos. Pero estoy aquí decúbito prono, inmóvil, silenciosa, esclava del avatar, mientras me radian y las partículas subatómicas emanan sus ondas sobre mí. Aquí estoy, mapeada, violada por los rayos del *deus ex machina* y fuera de control.

Al terminar, no siento nada, pero me tomo la libertad de decirle a Zeus que esta vez no me dé hijos, que no quiero huevos sagrados ni nada por el estilo. Ni Helenas ni Polux ni Clitemnestras, nada. Solo quiero…

《 volver a ver tu rostro mañana **》**.

El paréntesis de un domingo

Me olvidé de tener cáncer. Es inquietante:
—Defina «inquietante».
—Quedarse sin amos.

Mujer sin agenda ni calendario

Con semanas y meses de anticipación se habían organizado las tareas. «Poseo el futuro», pensaba yo, mientras manchaba las hojas del calendario con signos rojos, círculos, cruces, líneas y flechas que dibujan el territorio por donde se circulará mañana, de día en día, de mes en mes. El futuro era mío, pensaba yo.

Cita con, reunión de, llamar a, comida para, viaje por, sesión sin, charla sobre (ah, el anzuelo de la preposición). Se empiezan ensayos, se cambian ensayos, ensayo general, preestreno, estreno, funciones, gira. Acelerar nuevos proyectos.

Una mujer camina por esas veredas, una mujer con una vida ordenada en sus recorridos, aquí se para, aquí se come, aquí se descansa, aquí se celebra, aquí se piensa.

Una fiesta, un homenaje, un cóctel. Comprar libros. Visitar museos. Ir al campo. Trabajo: *full*. El corazón queda atrapado, pero una cree haberle cogido el ritmo a la vida.

Y de súbito, la noche. Las señales de los mapas se difuminan, las carreteras se cortan, mundo de sombras, todo se encharca. Dónde. Qué día. Cuándo. Con quién era. Por qué. A qué lugar.

El instinto de supervivencia me dice que apague la luz, que me haga a un lado, que respire muy profundo, con respiración paleozoica, de pez. El instinto me dice que respirar es lo único indispensable y que lo haga así, que me entregue. No puedes hacer nada más.

Cojo un lápiz, un Staedtler amarillo y negro, y esta vez sorteo la tentación de señalar una nueva cita o reunión. Ahora lo que quiero es dibujar una casa con una puerta, dos ventanas como ojos, flores en el porche, una chimenea con humo, un árbol a la derecha y a la izquierda un perro sentado que espera. Frente a la casa una vereda muy llana y muy limpia, y arriba: nubes, el sol, la luna, las estrellas, el arcoíris, una cometa. En el extremo de la hoja está papá y mamá, soldados que me guardan.

Vences también esta tentación y trazas nuevos mapas, otros destinos que no hubieras querido nunca dibujar. Una flecha señala la nueva dirección: Área de Oncología.

Su Majestad Imperial, el Dolor

Escribir es intimar con las palabras, mucho, con una intimidad obscena, desnudarlas, saber cómo es su piel, la música que esconden, su altura, la flexibilidad de su cuerpo, si les gusta estar en contacto con la conjunción o el posesivo, si simpatizan con el verbo o quieren estar solas, si son aduladoras, adjetivas o sustantivas. Saber de su pasado, de su memoria, si latinas o acaban de nacer, si son palabra-nombre o palabra-ruido, si se alzan orgullosas en su mayúscula o son minúsculas, hacendosas, humildes. Si saben esperar o tienen tics, dejes, interjecciones, si vienen con hijos o acaban en sí mismas.

Ahora habré de intimar también con palabras hostiles, con citas que no son de amor. Encuentros de radioterapia, quimioterapia, sobre el estado del tumor, si se mantiene, si se resiente, si se amplía o se encoge. La cirugía es más que probable. Avanzar a través de un bosque de síntomas de los que se habla con mucho pudor o no se habla en absoluto. Todo es materia dolorosa. Señoras y señores, Su Majestad Imperial, el Dolor.

Carne física, carne mortal, carne caída, carne cenicienta. Necesito un clavo ardiendo o seré devorada por la gravedad de lo que fatalmente se derrumba. Mientras, me ha crecido una patita de araña a la altura del alma que se descuelga de su tela y tantea el vacío. Todo se desprende o desperdiga, desde la lava de los volcanes hasta la miel que se escurre por los hexágonos de los panales:

—¡Identifíquese!

—Sí.

—Descubra su propósito.

—Encontrar la épica del cáncer.

Las venas de mi cuerpo se están rompiendo. Células sanas y células enfermas. Las sanas se esconden, las enfermas no quieren hablar conmigo, me arrastran hacia una zona de arenas movedizas.

Las células enfermas no tienen ojos, no tienen corazón, son oscuras y voraces como el fondo del mar. Solo raíz y un estómago que aplica todo su vigor en comer y excretar, en poner sus larvas, un ejército que forma masas cada vez más opacas. No necesitan de la luz, no necesitan organizar nada, una república, nada, no buscan constituirse en comunidad humana. Son paridas por una divinidad oscura y peregrinan por los desfiladeros de mi cuerpo tratando de establecerse en colonias de difícil acceso.

Las células enfermas viven en el lodo de una naturaleza descompuesta donde no llega la música sino el grito de un acecho negro. Allí, acamparán para iniciar la conquista, expandir sus reproducciones hostiles. No quieren contacto humano. Son de la raza de Luzbel, el que nunca entendió el paraíso, el que se ofuscó con el poder de las mayorías, el imperio de la cantidad. Más significa mejor, eso es todo. Y se desbordó.

El renegado Luzbel, como el cáncer, son entidades amorales que pretenden existir sin dar nada a cambio, anómalos parásitos, subdioses del hastío y la pereza.

Oh, mi sirena, aparece mi sirena

Me resisto. Busco. Buceo. Sé que hay algo nadando en círculo ahí abajo, algo o alguien que atraviesa simas y está aterrada. Oh, es mi sirena. Mírala, está escondida en un banco de esponjas o en el viejo camarote de un barco sumergido. Oh, mi sirena, mírala.

>> Tengo miedo, sirena bonita, sé que estás cercada y no puedo encontrarte. Tengo miedo. Hazme una señal. Dime si has podido encontrar algún refugio. Dirígete hacia mis pechos, dime si están limpios y vivos. Bonita pez, navega por mi sangre. ¿Está limpia? ¿Está viva? ¿Sigue siendo roja? Ausculta mis zonas calcáreas. ¿Aún son suaves y pulidos mis huesos? La sombra de la metástasis está en mí. Tengo miedo, bella, dime, ¿me estoy acercando a alguna zona donde solo se habla el idioma de la muerte? Háblame, sirena mía >>.

Mi sirena no puede saber eso, claro, es estúpido por mi parte hacer estas preguntas. Mi sirena y yo andamos escasas de plancton y nos volvemos románticas, pero la he visto y estoy moderadamente feliz.

«Quasevi in omnibus requiem, et nusquam inveni nisi in angulo cum libro». («He buscado por este mundo el reposo, en ninguna parte lo he encontrado, salvo en una esquina, con un libro»). Thomas de Kempis, leído en *Sobre una comunidad de solitarios,* de Pascal Quignard.

Y mientras, la radioterapia.

Mi deseo de silencio es inagotable. Los libros que frecuento son silenciosos y hablan muy despacio. A veces les entiendo y a veces no, pero no me importa. Últimamente no necesito entender los libros del todo, ni los libros ni nada. Me resultan imprescindibles los espacios que libera el no saber. No saber es parte del saber, acalla el ruido del pensamiento, le suspende el discurso para que podamos parpadear, un parpadeo, solo eso necesita el pájaro del alma para aparecer.

Busco el silencio como las ballenas buscan el kril.

Me toca radioterapia. Estoy desnuda de cintura para abajo y cubro mi cuerpo con una bata de papel encerrada en una estrecha cabina. En apenas un metro cuadrado hay un espejo, una silla, una percha, un armario pequeño y un cubo de plástico. Espero la sesión de radioterapia. Leo.

Me tranquiliza tener un libro en las manos, me calma pensar que a lo largo de los siglos las mujeres hemos tenido siempre un libro en las manos. Las Anunciaciones son mujeres ensimismadas en la lectura y la visita del ángel es una alucinación auditiva que se hace carne a través de la palabra del libro. A lo largo de los siglos las mujeres han escuchado a Dios, a los ángeles, a los libros, los hombres, los padres, los hijos. Las mujeres son las maestras de la escucha. Eso es la literatura, escuchar.

Me tranquiliza pensar que la escena que represento en este momento será repetida por otras mujeres, otros libros, otro tiempo: «Mujer leyendo». Cuando yo no esté, otra mujer leyendo ocupará mi lugar. Como lectora impenitente busco que el mundo deje de rugir, busco acallar a los mercaderes del templo para poder escuchar bien el nombre de cada paloma, el sonido de cada moneda al caer sobre el suelo, escuchar toda palabra que conjure la realidad.

La realidad también se revela a través de la visión, visión que necesita ser dicha.

> **«** Somos seres de comunicación, por eso Dios nos cedió el lenguaje, nos hizo responsables de él, dejó que se desplegara sobre nosotros ("Sobre el lenguaje en cuanto tal y sobre el lenguaje del hombre", Walter Benjamin) **»**.

No todos leemos mientras esperamos ser curados del cáncer. Las unidades oncológicas tienen un no sé qué de aeropuerto, un espacio de tránsito donde todos los que estamos adoptamos una actitud de estar de paso, cumplimos una formalidad, solo eso, nos convencemos de que nuestra vida está en otro sitio.

No nos miramos mucho, nadie está muy cómodo allí. Miramos el reloj a cada rato como si miles de tareas nos esperaran fuera del recinto y, sin embargo, desde el pronóstico indeseable no tengo otra ocupación en mi vida salvo la enfermedad. Es una enfermedad violenta, posesiva, que requiere todo mi tiempo. Vivir ahora es espiar. Soy la espía de mis síntomas.

El sistema inmunológico se queda bajo mínimos y empiezo a notar el ruido que hacen mis zapatos al arrastrarse. Siempre detesté este sonido, pensaba que las personas que lo hacían eran torpes, que les faltaba pundonor. Ahora mis zapatos empiezan a hacer ese ruido y mi orgullo se hiere de muerte.

También hay una actividad frenética con los teléfonos móviles. En ningún caso se quiere perder el contacto con el mundo exterior, en todo momento se escucha el burbujeo de las entradas y salidas de mensajes y llamadas, un continuo contacto con la trivialidad, intrascendente pero viva, pueril pero borracha de vida:

—¿Dónde estás?

—Aparcando.

—Te estoy esperando. Estoy aquí sentada.

—Bueno, ya lo sé, ya llego.

—¿Por qué tardas tanto?

—No había sitio en el parking.

—Me van a llamar.

—Tranquila. ¿Quieres una botella de agua?

—No. Saca una foto de donde dejes el coche que luego nunca lo encontramos. (Emoticonos) ¡Ya me llaman! Hoy está yendo más rápido.

—Te veo a la salida. (Emoticonos)

El peaje de la futilidad es proporcional al del miedo.

Mientras leo mi libro, un libro hecho de hierba y silencio —*Sobre la idea de una comunidad de solitarios*, de Pascal Quignard—, una mujer se sienta a mi lado. Es una mujer rotunda, abundante, pelo oscuro y un rostro que muestra gran resolución. No tiene más de cuarenta años, nariz aguileña, ojos marrones de mirada directa y penetrante, me recuerda la mirada de las lechuzas. La llamaré Minerva. Se sienta a mi lado y es evidente que busca iniciar un contacto. Al fin, me cuenta que lleva diez años diagnosticada, que ha pasado por un ciclo de mama, otro de pulmón, otro de ovarios y ahora han encontrado indicios en la otra mama. Es posible que también haya algo en el estómago.

Su manera de contar es técnica, un tanto fría y distante, es la crónica de un suceso que está más allá de su elección y voluntad. Ha dejado su trabajo, se dedica a curarse el cáncer y a criar dos hijas que tenían pocos años cuando empezó el viaje y ahora son adolescentes. Mientras me habla, yo estoy sentada, ella se mantiene firme frente a mí y, a veces, levanta los ojos de mi rostro y abstrae su mirada en un horizonte imaginario. Ella ve algo ahí, más allá, parece perpleja. Es posible que vea en lo lejano un desenlace feliz, aunque por segundos su mirada se entrega al pánico, puede que tenga una visión, un paisaje emboscado por la bruma, bruma ella misma y sus hijas despidiéndose a lo lejos.

Yo estaba a salvo en mi libro y de pronto los cánceres de Minerva me secuestran. No puedo decir nada, mi boca se niega a moverse. Siento impotencia, no me inspira lástima, la compasión no se produce por el relato de una acumulación de desgracias sino por el derrumbamiento de la víctima, y Minerva está muy entera.

La amo, espontáneamente la amo como representante de la especie humana, la más frágil de las especies, la que se izó sobre sus patas traseras y desafió al destino, soñó dioses y se dijo:

>> Ellos me ayudarán a escalar las cumbres más escarpadas, me ayudarán a encontrar el nombre >>.

El paradigma divino se impuso.

No podía ser de otra forma, somos unos cuantos órganos con un recubrimiento mucoso, una columna vertebral que se quiebra, unos pies pequeños que tropiezan y caen, una piel que enrojece y sangra, lloramos con los ojos y con el alma y nuestro pensamiento vive la permanente agonía de un malentendido, vive en guerra permanente contra los dioses que él mismo soñó.

No puedo imaginar nada más frágil y, aun así, nuestros hombros sostienen un mundo que no deja de golpear. «Mi pobre Minerva, colonias y colonias de tumores cancerígenos en tus pechos, tus ovarios, tus pulmones, en tu estómago. Ahora también yo pertenezco a tu círculo, delicada Minerva, también mi cuerpo se llenó de erizos».

Sobre el exilio de la felicidad

«Desconfiarás del aire y de los frutos de la tierra. Y los frutos de la tierra y el aire y la tierra misma se volverán contra ti. Esa batalla no la podrás ganar. La materia de tu cuerpo y la materia de la tierra tienen el mismo origen. Desconfiarás por tanto de tu origen, te echarás a lo insano y la tierra se volverá contra ti. Tu carne recibirá códigos confusos, reproducciones no vitales. Será la segunda expulsión.

El paraíso y la tierra son la misma cosa, pero ahora no te conformarás con el conocimiento, querrás el poder, el poder absoluto. Querrás reinar sobre la luz y sobre la noche, sobre el sol y sobre el raigón lunar, sobre la espiral de oro que asciende y desciende en su eterno retorno.

Querrás reinar sobre la vida y sobre la muerte, reinar sobre lo frágil y convertirlo en desechable. A todo esto lo llamarás Algoritmo Global. Será la tercera expulsión. Te quedará tan solo el espacio para un réquiem.

Serás desterrada de la intimidad de tu cuerpo. Serás desterrada de tu muerte y de tu sexo. Brujulearás como una pompa de jabón y tu dedo no señalará hacia ningún lugar. Este será el precio».

Pero aún me quedan pequeños ángeles que están aprendiendo el don de los mínimos detalles, el universo de lo insignificante. Los pequeños ángeles reconocen y aprecian mis lágrimas.

Bastaría una lágrima pura para que los campos volvieran a ser fértiles, una lágrima que tardara en derramarse el espacio de una vida, una lágrima espesa, salada, constante, una lágrima que refresque los labios secos por el polvo del viaje, una lágrima que nos guíe por el Camino de Damasco. Los pájaros cogerían altura, las semillas renovarían sus raíces, el aire sería de nuevo líquido y poroso y el azul del cielo una banda ancha como las películas antiguas en 35 mm. ¿Os acordáis de las viejas películas de romanos? Tan azules, tan amarillas, tan verdes, tan rojas.

Microexistencia

Al renunciar a la esperanza sucede que mi cuerpo se para en lugares poco habituales. No se detiene frente a un escaparate o un puesto de flores o un semáforo, el cuerpo ahora se me detiene por detenerse, se para, no necesita seguir caminando hacia ningún lugar. Ningún destino, busca un banco para sentarse como si recibiera una orden de rango superior que le impide seguir y entonces se para.

Al no tener esperanza, cómo poder cumplir con un futuro que, por definición, sin esperanza es inexistente. Mi cuerpo se detiene deshabitado de razones para seguir caminando. Mi cuerpo atiende a un niño deforme dentro de mí que no quiere morir ni vivir. Se llama tumor.

Por otro lado, el deseo siempre fue un conflicto para mí, nunca tuve el coraje de desear con ahínco. El deseo es potestad de los dioses, ellos extienden su poder sin bordes y solo ellos exprimen los frutos nocturnos.

Yo vengo amamantada con la leche de la culpa, la de los paraísos pospuestos, con la leche de otras vidas prometidas. Vengo amamantada por el seno de las siervas a las que el presente no les pertenece, donde ahora significa luego, más tarde, nunca hoy. Los dioses, las entidades numinosas, desencarnadas, son los que lo abrazan todo. No les afecta la caducidad.

A mí me dijeron que los padres expulsan a sus hijos de un jardín, me dijeron que siempre hay un malentendido entre los dioses y los hombres, y que o nos mantenemos apartados y sumisos o seremos castigados, y que, en cualquier caso, el contacto siempre producirá una herida que nunca cerrará. Un cáncer de fatalidad y pecado, un cáncer como otro cualquiera.

Solo la esperanza nos quedó a las siervas, la esperanza de un paraíso tras la muerte, un paraíso diferido.

Y ahora también me duele la esperanza, me duele como la tierra, que también duele, la tierra ha dolido siempre, antes, durante y después de Dios. Los hombres crearon a los dioses. Necesitaron imaginarlos al comprobar que la vida en la tierra dolía demasiado, convinieron entonces que lo que llamamos tierra estaba hecho para seres muy fuertes llamados titanes, hijos de los dioses y seres superiores, y que solo podríamos sobrevivir emulándoles a ellos.

Ahora incluso soy mucho más pequeña que antes. Habito la microexistencia y percibo el movimiento de la Tierra. Cuando mi cuerpo se para percibo cómo se mueve el aire, cómo se mueven los otros, las hojas en los árboles se mueven. Un papel se alza del suelo por un golpe de brisa y se desplaza cincuenta centímetros. No dejan de moverse las bolsas que cuelgan de las manos de los que siguen caminando. Pasan los perros pegados a la cuerda de sus amos con gran dinamismo, el pelo de la gente se agita de manera constante. Las mujeres siempre llevan piedrecitas que brillan y se mueven. Mi cuerpo parado percibe micromovimientos antes inadvertidos para mí. Percibo el segundero de los relojes, el polvo suspendido que se acumula a la altura de la nariz, las escaleras mecánicas que se mueven debajo de mis pies, las oigo.

Todo se mueve excepto el cielo y le pregunto si está muerto o si yo estoy muerta, si me empujará fuera del mundo y si subiré hacia él, me interesa saber qué hay detrás de su tela azul. «¿Estoy aquí aún? ¿Estaré pronto allí?», le pregunto.

Varada entre el cielo y la tierra. Respiro.

Los coches pasan a la velocidad en la que se difumina su contorno. Soy una mujer parada, microexistente, difuminada por un mundo que corre detrás de algo que ahora no alcanzo a ver. No sé si volveré a ver algo por lo que correr. Debo evitar con todas mis fuerzas enfadarme por ello. Es la única oportunidad que tengo para saber algo de mí, para percibir aquello que solo a mí me atañe. Evitar la ira. La ira solo piensa en sí misma y me llevaría por delante. No es buena aliada la ira para el cáncer, que se alimenta de un vivir negado, de un perdonar escaso, de la ciénaga donde bucea mi primera extenuación, donde mi primera frustración levantó su cruz. Combatir la ira se hace imprescindible para mí.

Mi cuerpo no avanza en ninguna dirección, pero está. Solo yo veo lo que miro.

La ira también es asunto de dioses, pero ellos poseen el secreto de la metamorfosis y yo no. Pueden convertirse en ríos, en árboles, en ciervos, en arañas, pueden violarte sin consecuencias.

También pueden ser benévolos, propiciar a capricho la fertilidad de los pastos y de la vida, pero ellos no se encarnan, a ellos se les permite todo porque en ellos no agarra la muerte; los dioses, como los actores, representan y luego se diluyen en el sueño del tiempo.

Sigo parada. Veo una rotonda con cuatro ramales que van en todas direcciones. La microexistencia me ofrece su melena de medusa, me ofrece la greña de su amor.

Más dolor

La radioterapia duele. Lo invisible de la radiación se manifiesta. La naturaleza, sometida a la presión de haces de partículas de electricidad positiva, inflama el cuerpo y duele. Me desespero, quiero salir de ese cajón violáceo y volver a ser acariciada por las olas, quiero que me abracen con mimo los brazos de un hombre, quiero que mi sangre vuelva a reírse, que no se apelmace, que no se alarme de continuo.

El cajón violáceo crea adicción. Cada día la radiación a la que se somete mi cuerpo trabaja sobre la hipótesis de la salvación: «Voy a ser curada», y esa información se expande por mi naturaleza y crea una adicción loca de vida a pesar de que me encuentro en medio de una tormenta de ganglios inflamados que no tiene clemencia.

Llevo más de veinte sesiones de radioterapia. Mi cuerpo

está triste, mustio, callado, me pesa, me suplica que le lleve a la cama, que le deje dormir, que no le alborote. Le abrazo, beso sus cardenales, le suplico que aguante, le cuento la historia de su audacia inmemorial, de los siglos que han pasado desde que viene arrastrándose entre piedras calcinadas, de la paciencia que colgaba de los ojos de los grandes lagartos mientras miraban la eternidad, escamas palpitantes mirando la formación de los cascos polares. Le recuerdo a mi cuerpo cómo reptaba entonces y cómo se entregaba agradecido al sol, cómo de pronto elevó sus patas traseras y decidió ascender por los surcos abrasados de los volcanes, que le echó alas al asunto, que después se subió a un caballo y atravesó la tierra de parte a parte, toleró pestes, soportó sequías, cómo las milicias inventaban la palabra guerra y la palabra paz y luego se atravesaban mutuamente con espadas. Le recuerdo que aún estamos aquí, mi cuerpo y yo, sorteando los hechos consumados.

El pobre cuerpo va cayendo en una tenue somnolencia y su dolor se deshace en bolitas de barro seco.

Ahora duerme, no quiere erguirse, parece sosegado. El sueño entra en él piadosamente. Es un sueño erótico que bucea sin memoria. Ahora, para que mi cuerpo duerma necesita paliativos, hay que sedarle, pero a veces es suficiente con un cuento:

> « El lobo morará con el cordero y el leopardo se echará con el cabrito. La vaca y la osa pacerán, sus crías se echarán juntas, y el león, como el buey, comerá paja » .

Así le hablo. En la evolución humana el dolor es un maldito error, es un retraso insoportable. Así le hablo. Él se deja abrazar por la leyenda.

—Defina «felicidad».

—La ausencia de dolor.

Un poema

Dolor duerme el sueño de los afligidos.
Estaré aquí cuando despierte.
Seguiremos navegando hacia los volúmenes planos.
Nada sabrán ni de él ni de mí.
Pero ahora esto no nos incumbe,
hemos decidido yacer irreflexivos y eternos.
Hemos decidido descender
sobre gavillas de adormidera y musgo.

La lengua impotente

A veces quieres decir algo, pero... algo que fue y después se disipó. No es la desmemoria, es lo que, pronunciándose, fracasa o se imposta, suprime lo que se persigue expresar.

Recorro el arco que se dibuja entre el primer fulgor de una idea o de una imagen. Recorro la palabra suelta o el desaliño de alguna frase que se alza y de pronto la arena la vuelve invisible.

Cómo expresar la levedad. Será como el amanecer. Será mi cuerpo cuando alcance de nuevo su plenitud, serán mis pulmones sin cáncer o mis pies caminando con naturalidad. Será la ausencia de dolor. La lengua impotente es buena. La lengua impotente diseña el futuro.

Ahora, a lo lejos, de vez en cuando veo un cementerio

Así, así y así. Y lo diseño. Un cementerio de campo, un cementerio de los que aún pueden verse a la salida de algunos pueblos, un recinto vallado que acoge las lápidas de piedra dispersas que dan testimonio de la vida en pasado y sus ideogramas elementales en presente: «Vivió, murió, tal y tal, nombre y fecha». Aquello simple que evoca una región de tristeza para algunos y nada o indiferencia para el resto.

Pensar mi muerte es diseñar este paisaje, el verdín del musgo en la piedra, los líquenes negros como pestañas postizas. Alrededor, un inmenso espacio decorado con la tenacidad de las mieses que lo circundan, su color amarillo obstinado, una pradera de obstinada mies amarilla, el cielo castellano, siempre azul santo, azul bobalicón, azul absorbido por las túnicas de las Inmaculadas de Murillo. Hay cornejas en vuelo cruzado que siembran de vida tanto vacío estático y aparente, hay una vida que ya, en parte, quiere ausentarse de mí.

La que mira es mi mirada de muerta, mirada suspendida sobre el cementerio que mira con mirada retroactiva. Veo una encina, un cerro apuntado, los guijarros esparcidos como signos de renuncia de esta agria tierra castellana, agria a la fertilidad y a la fiesta. Hay un perro que recorre sin propósito el espacio. No se sabe si va o si viene, se llama Zascandil. Va y viene. Hay un tractor parado de color verde. Escondida en lo lejano se presiente un alma hortelana. Está la paz, inmensa, un silencio sinfónico de la naturaleza que grita o chicharrea, se enciende en rumores.

Así pienso mi muerte. A veces, sobre mi tumba, me entretienen los grillos. Algunas veces llueve al anochecer.

La tuberculosis era una enfermedad romántica. Algo sobre Thomas Mann

Mi vida consiste ahora en esbozar una sonrisa frente a los días desnudos. La agenda de la desdicha me obliga a cumplimentar tareas para mi existir físico y eso ocupa gran parte de mi tiempo. Alrededor, un iceberg.

A un iceberg le tienes que dar calor y nombre, le tienes que volver voluntarioso. Si choco con el iceberg desaparecerá la vida pequeña. En la vida pequeña se aloja el milagro. Mi propósito es no perder de vista el iceberg, buscarle una semejanza de vida caliente, una semejanza que me salve de la fatalidad de un diagnóstico que quiere clausurarme, desembarazarse de mí.

Los exteriores se vuelven interiores, las ventanas, el claroscuro. La acción se vuelve contemplación, otra forma de acción, la mirada se amplía, se dilata, se prolonga. La velocidad se reduce al trote pequeño de un paseo y la palabra empieza a hablar muy bajito, se vuelve palabra interior que ovula en silencio, misteriosa y atolondrada, a la manera de las alas de una golondrina atrapada en un ábside.

En un tiempo joven quise llevar una vida de convaleciente crónica, de alguien permanentemente indispuesto. Mi deseo era habitar el mundo de la novela que durante años me pareció el lugar más excitante para vivir. Este era el Sanatorio Internacional Berghof, hospital para tísicos adinerados, a los pies de los Alpes suizos.

Recuerdo a Hans Castorp o Joachim Ziemssen, los protagonistas de *La montaña mágica*, de Thomas Mann, que, aquejados de tuberculosis, existían en su enfermedad no solo como la consecuencia de un destino malogrado sino como en un hogar, un lugar de orden que les mantenía a salvo de lo inesperado y cruel a lo que la vida pudiera arrojarles, a salvo de sus callejones oscuros. La Primera Guerra Mundial avanzaba invisible por el continente europeo cual gas mostaza.

A los pies de los Alpes suizos todo estaba previsto, todo era prescrito. Un grupo humano, no demasiado numeroso, se entregaba a ritos enfermizos y elegantes, hacían el seguimiento de las manchas de sus pulmones y después se vestían para cenar.

Desde sus mesas respectivas, este pequeño grupo de hombres y mujeres se cruzaban miradas cómplices, se cortejaban y descorchaban cada noche carísimas botellas de champaña con las que embriagar su melancolía y acallar la conciencia de una naturaleza mórbida e intoxicada, aunque al día siguiente pagaran el exceso con una crisis de fiebre o con golpes de tos que manchaban de sangre los pañuelos de hilo blanco bordados con sus iniciales.

Y enfrente, inconmovible, la montaña —acaso la Historia—, el dios que atravesaba el día marcando los estados de ánimo de los enfermos. A veces se organizaban excursiones hacia el tótem de hielo o metafísicos paseos en primavera en los que se filosofaba sobre los mapas de la vida y el territorio de la muerte (Settembrini-Leo Naphta), o sobre los acontecimientos del valle, las novedades políticas que venían de la ciudad junto con las noticias familiares.

Todos iban bien guarecidos con abrigos de un paño excelente y apoyados en elegantes bastones y a veces, para poder caminar sobre la nieve después de la tormenta o los aludes, calzaban raquetas bajo los zapatos.

Los días de sol, la montaña se coronaba de oro y les regalaba la esperanza de un mañana no demasiado específico para algunos. Durante la tarde la jornada mostraba sus dientes crueles, el mordisco de nieve en la cumbre, el aviso blanco de una ventisca que lo robaba todo, que hacía subir la fiebre y el abatimiento. Y después, la noche, bajo cero y negra, era la hora en la que el dios se zambullía en sus maquinaciones, la hora en la que la soledad y la muerte se mezclaban con el torrente sanguíneo de los pacientes sin ninguna distracción. Ritos. Tareas fijas, rutinas para olvidar que se muere de continuo.

Amaba esa novela y aún la amo. Especialmente, amaba un rito que a lo largo del tiempo ha perdurado en mi memoria. Lo llamé el rito del *encapullamiento*. Después de comer, los habitantes del hospital disponían de unas horas de descanso. Allí, retirados en sus habitaciones, se envolvían en una manta suavísima de pelo de vicuña. La ejecución de esta tarea no era sencilla, requería práctica y tiempo, nada se dejaba a la improvisación, el cuerpo entero, cada poro de la naturaleza del enfermo necesitaba ser cubierto con complicados dobleces y envolvimientos de la manta para que el aire frío fuera a depositarse exclusivamente en las cavernas de los bronquios. A continuación, los enfermos se dejaban caer en unas tumbonas preparadas para la ocasión en las respectivas terrazas de las habitaciones y quedaban inmóviles, entregados a una respiración al ralentí entre el sueño y la vigilia. Eso era para mí el paraíso. Un cuerpo aprisionado en una cárcel de lana mullida y caliente, y pensar, soñar, representarse el mundo.

Poco tiempo después, el mundo ya se encargaría de robarle a Europa todas las mantas. Trincheras, zanjas y caminos se abarrotaron de cadáveres no demasiado románticos. Pero entonces la enfermedad romántica por excelencia, la tuberculosis, se mostraba ante mis ojos como el lujo y la sensualidad del gran mundo, mientras que Thomas Mann alertaba sobre la muerte y la decadencia del *Ancien Régime,* aunque, cuando eres joven, la muerte aún es una actriz secundaria, un factor sexy que ayudaba con la tensión dramática de la novela.

En cuanto a la burguesía, yo quería ser burguesa. Ese fue su éxito, la gran victoria de la burguesía fue su gran capacidad de seducción (introyección), todos queríamos ser burgueses, los que no lo éramos sobre todo, ya que la Revolución industrial proscribió la creatividad de los oficios y la autoestima que se desprendía de ellos, además de erradicar un sentido del tiempo venerable.

Así lo ve Hannah Arendt *(La condición humana)* cuando entiende la Edad Moderna como la sustitución del *homo faber* por una indistinta y compulsiva masa de seres productivos, por el ansia de la cadena de montaje, por la abolición de la manualidad.

La victoria de la burguesía fue *introyectar* sus valores al resto de la población mientras la clase obrera mira desde la calle hacia las ventanas iluminadas con lámparas de gas y contempla los visillos ondulantes, sus tramas de hilo exquisito, las pesadas cortinas de terciopelo como opulentos sudarios, sombras que pasan de hombres encopetados o de mujeres divinamente vestidas de azul cerúleo y que, a golpe de abanico, enfrían el sofoco que les produce la alta temperatura de los salones. Lo suntuario burgués, tan fecundo y tan estético, dramáticamente hablando, en la literatura alcanzaba su clímax si se le añadía un poco de tisis o algunos coquetos pecados mortales, así, quedaba tácitamente sobrentendido que los ricos también sufrían y lloraban.

Desde la calle se escuchan notas musicales que se fugan a través de los balcones, aromas furtivos de vinos de oporto o de carne de corzo o de pescados en elegantes bandejas sobre lecho de limones y hielo picado. Todo mal era allí ahuyentado. He aquí el nuevo paraíso, la burguesía.

Y muy cerca, muy cerca, al otro lado del río, probablemente muy cerca, el mendrugo o la polenta, la grasa de las sobras. Hacinamiento y balbuceo. La pobreza, trágica, mística o satírica.

Por Dios, qué moderno es el divino Lázaro de Tormes.

Thomas Mann declara en *La montaña mágica*:

> « La enfermedad acrecentaba la conciencia del cuerpo, remitía al hombre a su propio cuerpo y lo dejaba enteramente a merced de este; así pues, al rebajar al hombre a esa categoría de mero cuerpo, perjudicaba su dignidad hasta el punto de acabar con ella. La enfermedad era, por tanto, inhumana ».

Ay, qué humana es la enfermedad a pesar de su inhumanidad. El cáncer, sin embargo, no es muy romántico, es un relato gótico, un cuento inquietante a la manera de Flannery O'Connor y su irónico tratamiento del mal.

Esta vejación del cuerpo herido llegaría a su máximo esplendor extenuado durante la Segunda Guerra Mundial, los campos de concentración y las políticas de exterminio.

Otro domingo. Pasemos página

Sí, pero hoy no puedo olvidarme del saqueo de mi cuerpo. Duele. El tratamiento duele, la hipótesis de la curación duele. La radioterapia, duele, desvitaliza, la quimioterapia atrae a las llagas, duele. La felicidad ajena, duele.

El dolor es un desamor hacia la propia vida y hacia los otros, por ello embrutece, como todo desamor. No hay vida sin carne, sin salud de la carne no hay vida, no hay proyecto, no hay humedad ni flores ni música ni lenguaje.

Hoy es un domingo de verano. Los veranos en Madrid son cerrados y pringosos. Los veranos en Madrid cuchichean como en una habitación con las ventanas cerradas. Mi boca es de piedra, una fuente seca. Mis ojos, de piedra, fuentes secas. Mi domingo escurre cargado de calor y cáncer. Un cáncer que me dice:

≪ Estoy aquí para congelar tu alma, para secar tus fuentes, para que el tiempo se te convierta en una esperanza náufraga **≫**.

Mi ángel privado. Los sonidos del campo

Mi amigo, mi hermano, mi ángel, H.P.G., me invita a irme con él a su casa de la sierra, dice que me quiere cuidar y yo necesito ser cuidada, dejarme abrazar con la manta de vicuña de un corazón.

Se abre una dialéctica de pronto, campo-ciudad, el paisaje de la naturaleza me trae un suero vivo. Nuevas categorías se imponen entre mí y lo otro, la presencia del cáncer se humaniza, su mito oscuro se aclara y encuentra relación con lo misterioso y abierto de la naturaleza. Las protodimensiones del campo y su enigma me alivian. Me entrego a la atmósfera del lugar y parte de mi dignidad se restablece. Lo sagrado de la naturaleza es que no emite juicios sobre mí, solo me acoge sin hacer preguntas, le resta miseria a la enfermedad y a la muerte, sin embargo, no puede sostener mi debilidad.

Toda fiera que ha sido dañada sabe que no puede encontrar piedad en la ruta imparable de lo que marcha hacia delante, hacia la desovación inacabable.

Amigo, hermano, ángel, gracias por el ejercicio de tu amistad.

Me vuelvo hacia la vida minúscula. Encuentro microespacios para sobrellevar el dolor y la vigilia. Me ayuda una narración permanente conmigo misma que consigue contener el dolor en los umbrales. Me ayuda el sueño, y me ayuda el callejón de la cruz cuando me deja rozarle, a la manera de Simone Weil. Ella lo vio claro, añadió elementos pitagóricos a la figura dramática de la cruz encontrando su geometría y haciéndola girar, la convierte en rueda que emite una música de cambio y resurrección. No obstante, el punto fijo de dolor se mantiene.

Cruz que atraviesa entre naturaleza y cultura, entre el destino de sangre y la voluntad de vivir, entre tiempo y eternidad.

La noche se sobreviene. Dada mi imposibilidad de dormir atiendo a la partitura del campo. Hacia las cuatro de la madrugada, las gallinas y los perros comienzan a chismorrear, a ladrar, solivian la noche, a mí me pacifican, me dan continuidad (vuelve a haber un día que despierta y del que soy testigo). Entra en escena el gallo-tenor, un solo obstinado que anuncia el cambio de escenario. Los pájaros a la seis de la madrugada levantan el telón, no van directamente al canto, antes pasan lista por si alguno ha caído de la rama y se ha matado. Del pirripeo pasan al silbo que hiere la oscuridad. Entra la luz y ya todo es faena. Se oyen las esquirlas, el balar, el mugir. Una atmósfera de actividad se va imponiendo. Todo es muy sencillo y va a compás, cada sonido tiene su lugar y su duración. El título de la sinfonía, «La duración del tiempo». Los caballos, siempre esquivos, retardan su aparición. Entran los gatos vestidos de agentes secretos. El gallo, muy militarote, sigue marcando el mensaje: «¡A formar!». Rompe el día en masas de color. Hay un sonido nuevo, es el charquear de un renacuajo. Amanecen las pisadas humanas y el trabajo, se abren puertas, se cierran, se encienden motores de coches. El tráfico empieza a dibujar las venas de la jornada.

He entendido el mensaje: hay que vivir. Bueno, siempre he sido bastante obediente. Aprender a obedecer te enseña a ser libre.

—Define «ser libre».

—Obedecer a mi modo.

To be or not to be

He ahí el dilema, he ahí el lenguaje y su ADN, la duda y su reproducción infinita en los teatros, en el salón de los espejos, en el Planeta de los Idiomas.

Los idiomas son líneas paralelas que se encuentran solo en la voluntad de encontrarse, en el anhelo de la comunicación y del entendimiento mutuo (amo la traducción y a los traductores).

To be or not to be en su idioma original también expresa el corazón de la identidad anglosajona: el pragmatismo.

Hamlet: Shakespeare sabe que en su idioma «ser» es «estar», no están separados, y esto significa acción, por eso su teatro es tan dinámico, a su manera metafísico también, aunque solo en la búsqueda de la belleza de las palabras, pero es la acción su brújula. El príncipe sabe que quedarse es vivir y vivir es vengarse y vengarse es morir y morir. Cuando se *es* y se *está* se ejecuta y se actúa y se pelea y se muere.

«Ser o no ser», en español, abarca solo la mitad de su significado en el inglés original. En español «ser» solo es «ser», pues cabe la realidad de otro verbo, «estar». En español se puede *ser* sin *estar* y *estar* sin *ser*. ¿Cómo? Quién lo sabe. Tal vez lo explique el SER aéreo de Quijano y el práctico ESTAR de Sancho. Alonso Quijano se lanza al vuelo crístico en las aspas de un molino (ser) y Sancho Panza hocica astuto en el muladar y la pringue (estar).

Ese desencuentro de dos verbos que no quieren encontrarse es la bronca dialéctica de la cosa española, su identidad. Puede que se explique también en la pintura tan ordenada de Velázquez y en la amenaza de las sombras que nace en Goya. Goya ensucia, se abre a la mancha, dota a su pintura de un impulso desestabilizador del ideal y del orden, la dota de lo tenebroso, de lo dionisíaco.

Las palabras siempre como revelación y ocultamiento, en el caso del ser y estar español, doble esfuerzo.

Yo ahora, sin embargo, no alcanzo esas cotas metafísicas y aquí estoy, en el otro extremo, encadenada al lenguaje clínico, el lenguaje médico, la desinfección, lo extrablanco, lo protolimpio, el sanitarismo, el curso regular de los ríos científicos, el satén de lo estricto, el trazado exacto de la cirugía.

Pero no puedo dejar de pensar que mi cáncer es mío, mi ser y mi no ser, mi estar y mi no estar, es mi libro, no quiero donarlo exclusivamente al control impertinente de un protocolo por muy salvador que sea. Quiero mirar a este demonio y tiznarme con su hollín hasta donde llegue mi fragilidad y mi asco, jugando el juego del dolor, no-dolor, excitada por las migajas, avara de los mendrugos, sin la expectativa de una escapada posible. Nada. Siempre. Borde. Confín.

Exprimida de oscuridad, aprendo a acariciar reptiles y busco la llave de oro que cuelga de un clavo en una pared desconchada que bascula enviando señales, quiero esa llave. Quiero saber si el traje de novia de la vida y el traje de novia de la muerte son del mismo color. Quiero enredarme en los nenúfares de una alberca. Quiero ceñirme de azucenas.

¿Hasta cuándo? Hasta nunca, hasta siempre, hasta ahora, hasta después, hasta…

« volver a ver tu rostro mañana **»**.

Pierdo de nuevo a mi sirena

«Sirena bonita, esto dura y escuece. Sé que tus ojos están abiertos como solo lo inesperado sabe abrirlos. Si me dices dónde duermes me llegaré a ti, secaré tus lágrimas de coralina y sal, y esperaremos juntas».

—Defina «esperar».

—Esperar, así como el alba espera a que la noche concluya. Esperar agazapada. Sostener una llama, cerrar los postigos.

Mi sirena tiene un sónar que emite señales desde la lóbrega galería cancerígena donde *nadea* perdida.

Interfase. Cuando el dolor amaina

¿Se necesitará siempre una herida para que entre la luz? Me tiene abobada descubrir muros con grietas.

—Defina «abobada».

—Hacérsele a una el alma algo bovina, obrera, menestral.

Ahí van, mi cuerpo y mi alma arracimados, bordando una amistad sobre el infierno. He de decir que yo no intervengo de forma activa.

Respiro y me entrego a una constelación de equilibrios en los que mi voluntad no sostiene ni manda nada, acato una orden. ¿Qué puedo entender de una alianza que cuchichea todo el tiempo a mis espaldas? Mi cuerpo y mi alma han decidido ir de la mano, enterrar sus antiguas diferencias y darle una nueva forma ovoide a la existencia.

Yo observo el relumbre y sobre todo me beneficio del ahorro de energía.

Sin principio ni fin, entrar en un presente continuo en el que la realidad se abre a una epifanía de terror y compasión. Después, poco a poco, voy recobrando la parte radiada, dopada, los bracitos amputados de lo sospechosamente letal. Eros y sus bracitos amputados.

>> Viejo amigo Eros, ¿recuerdas cuando patinábamos sin descanso? >>.

Caos y orden. Confrontación y diálogo, diálogo, diálogo, hasta que mi boca siga dialogando bajo tierra, secamente.

Hay una bonita azalea de plástico que adorna un anaquel. Es pasiva, es decorativa, es indulgente consigo misma, es el confort. Apenas sismográfica, no huele, no mancha, apenas pesa. Me vuelvo contemplativa con el plástico, debe ser la locura del cáncer.

El confort recorre la tierra. Las campañas de publicidad fabrican abrevaderos colectivos, muchedumbres tuertas (yo soy una parte tuerta de la muchedumbre). Soy una azalea de plástico. Soy un brote falso que añora ser una rosa abierta.

Me duele. Me duele de nuevo. El dolor me lleva al cuarto de baño y me hace caer al suelo de rodillas.

El suelo es el lugar del dolor, el suelo es el lugar donde el dolor tiene lugar. Otro lugar para el dolor es estar de cara a la pared con la boca abierta lamiendo azulejos fríos.

El confort y los azulejos fríos son pasivos, son lo contrario del amor.

El confort carece de los oligoelementos del amor, no necesita órganos esféricos vitales, tridimensionales, los de la maternidad, por ejemplo. La maternidad no reconoce el confort, reconoce el conducto oscuro, la llaga que no quiere abrirse y aprieta hasta rasgarse.

Qué bien conoce la maternidad el escozor del saladero, el parto de las elefantas, las bueyas, las cocodrilas, la maternidad lo llena todo de lágrimas dulces. Las higueras también paren con dolor.

Un amigo científico me dice que a las madres sietemesinas las matronas las obligan a ponerse a sus hijos a los pechos a pesar de ser secas, a pesar de su ciclo anómalo. Un proceso hormonal se inicia entonces a partir del deseo de la madre de amamantar a su hijo. Se produce el milagro de la subida de la prolactina. Para ello, dice, el gasto de energía que ha de producirse en el cuerpo de la madre se puede comparar al que gasta la Tierra en girar varias veces sobre su propio eje.

Tiraré esta azalea de plástico a la basura, así mi cáncer se dará cuenta de que no le amo.

Un chiste

Dos científicos hablando entre sí:

X.: ¿Tú crees que se puede matar al cáncer de aburrimiento?

Z.: Bueno, si le prohibimos hacer multiplicaciones...

Un cuento sobre Polifemo. El origen de la mujer o la partenogénesis

Es un cuento. Va sobre alguien mitad gigante, mitad mujer. Su mitad gigante conserva costumbres arcaicas, la caza. También puede cargar con pesos abundantes, trasladarlos de A a B. Su mitad gigante se mide con la naturaleza de continuo y está resentida contra los dioses. En su ojo centellean relámpagos de color escarlata y su hígado es devorado por la cólera que atormenta la estirpe tempestuosa de los Calibanes agraviados. Temo a este gigante. Llamémosle Polifemo.

Un día, por alguna razón desconocida, su gruta se abrió a la música. En la humedad doliente de la caverna donde chorrea el tiempo sobre su único ojo, comienza a soñar con extraños instrumentos: un caramillo, un pífano o una chirimía. Poco tiempo después, una mujer le estalla con vehemencia en la mente.

Aparece una compañera. Nace Galatea, que le parece que huele a frutos del bosque. La boca de Polifemo es un abrupto tajo abierto en mitad de un rostro que suda borbotones amarillos que emborronan un amasijo de bulbos, pelos y ojos intrigantes y microscópicos. Sus labios, como imanes, ahora desean besar vulvas, orillas y riberas. Sus sentidos le estallan, le brota un ojo más y ahora, enamorado, toma la costumbre de peinarse. Arranca árboles para construirle a su amada una cabaña y empieza a dar suspiros profundos que levantan tornados.

Polifemo secuestra a Galatea. Con sumo cuidado la lleva al lecho, una cama de hojas de palma; se acerca muy despacio al mohín encarnado de la bella, acerca su dedo grande como el diámetro de un bosque hacia sus labios, ella levanta su manita del tamaño de un élitro para pararle. Polifemo al fin besa a Galatea y su saliva le sabe a perdón.

Pero, ay, Galatea ya venía enamorada, ama a un hermoso siciliano, al pastor afín, a un par. Galatea a quien ama es a Acis, su compañero de juegos.

Se avecina un temporal.

Galatea desea entregarse a Acis que acecha entre las rocas y en un descuido de Polifemo huye. Los amantes se encuentran y se encienden y se muerden y acaballan. Prueban el placer.

Polifemo los descubre, aúlla. La bóveda celeste está expectante. Polifemo come tierra, se araña el pecho queriendo quitarse ese desgarro.

El amor no se despierta impunemente, tiene sus consecuencias. Desde un pinar, Polifemo asiste a la traición, tiene el corazón roto y llora piedras. De un salto, atrapa a Acis, le aplasta la cabeza y le ahonda en el silencio de un barranco.

Galatea se alza, busca la mirada del asesino, le pide explicaciones, pero en esos ojos ya no encuentra nada salvo ira, de aquel mirar se ha borrado toda simpatía. Polifemo ha tomado conciencia de su propia fuerza y ahora es una amenaza derramada. Galatea baja sus ojos al suelo, sabe que tendrá que quedarse a su lado, sabe que despertar en la mente del cíclope un sueño de belleza trae daños irreparables.

Intenta huir pero no puede, no es fuerte, ella está creada de velos. Poco a poco tendrá que acostumbrarse a su destino, sabe que comerá ortigas el resto de su vida.

« ¡Oh, el esmero gentil de las vírgenes! —dice el eco—. Durante siglos, los finos paños de hilo cubriéndoles el rostro. ¡Oh, el estrecho espacio de altares y hornacinas en el que habitan! ¡Cuán alto sacrificio el del anillo, la promesa, el parto! No, que no os empujen más hacia el rincón de la costura y los labios sellados, que no os empujen **»**.

Dormir, dormir, sí, dormir. Y Galatea se viste de debilidad, solo quiere dormir, desmayarse a cada paso ante la perspectiva de una vida junto a aquel que, dado su tamaño, la cubrirá de sombra. Pero Galatea quiere comprender, quiere entender el crimen de Polifemo. Le justifica. «¿Es que una montaña es responsable del alud?», se dice. Polifemo es una montaña.

En el universo de Polifemo, antes de Galatea, nada existía con la ligereza que a ella la adorna, perderla le trastorna. Tendría que volver a soportar su aislamiento mineral, la magnitud oceánica de su fuerza, los vientos hostiles y la roca solitaria. ¿Cómo no enloquecer frente a la certeza de que lo que se reveló supremo en un instante, levanta el vuelo y nos rechaza? ¿Cómo soportar que la ausencia del amor nos confine a nuestro ser mostrenco para siempre, al aberrante destino de nuestra deformidad?

Galatea urde una salida, pide permiso para pasear por los alrededores, busca el río de sangre en el que Acis se ha convertido. No lo encuentra, la sorprende la lluvia, se escurre, cae, se golpea la cabeza y se le ausenta la mente. Pobre Galatea. Polifemo entonces, creyéndola muerta, construye una barca, donde la deposita, la protege con ramas y flores y la empuja hacia la riada.

Polifemo sabe con certeza, la certeza que acompaña siempre a los seres desdichados, que los amantes volverán a encontrarse. Será durante la noche cuando Galatea y Acis, convertidos en algas, se trenzarán en su único reino más allá de la muerte y, juntos, conquistarán el sosiego, la epifanía del vino y la semejanza.

Y el cíclope, a la caída de la tarde, paseará por la playa, cogerá guijarros y hará un collar que no regalará nunca a nadie pues jamás habrá nadie como su amada Galatea.

En la pared de su gruta clavará un clavo y allí colgará el collar, junto a la llave de oro que emite destellos. Ese será su único sagrario.

Otro cuento:
«Oh, vosotros los que aquí entráis, abandonad toda esperanza» (Canto III, *La Divina comedia*)

Sí, existe el dolor y existe algo peor, el dolor transcurriéndose a sí mismo en el tiempo.

Ay, el dolor, días envilecida por eso que me cuelga dentro como un pingo, que no me deja pensar, que destruye mi casa de muñecas, mi barquito de papel…

Ese niño cruel con zapatos de domingo, el que trastea con los miembros del escarabajo, le arranca las alas, le patea. Ay, pobre escarabajo amigo de faraones, pobre, a la espera del próximo impacto del niño con zapatos de domingo que le alza, le manosea las antenas longicornias, le retuerce las patitas calizas y, viendo una piedra a sus pies, cae en la cuenta de que puede aplastarle la cabeza, el tórax y el abdomen de un solo golpe.

No sé si sangra un escarabajo, no sé si desde Egipto le ha traído hasta aquí el ardor de una conquista o la mucosidad de su ADN.

El niño cruel vestido de domingo tritura al escarabajo de una pedrada y se queda absorto contemplando la danza de la muerte. De pronto siente repelencia y se aleja del cadáver. Con qué modestia toma el niño la merienda después de sus juegos infantiles.

Sirena mía, escribo desde la rabia

Se confirma el toque de un contagio: «ganglio afecto», un pececillo que pasaba por allí y se quedó mirando, preguntándose qué era aquello que brillaba en la oscuridad. Un puño de carbón lleno de venas secas y el pececillo Ganglio se hace afecto y se suma al trozo inmundo.

No sé lo que esto pueda o no significar. El sanedrín médico se pone siempre en el «peor de los escenarios». ¿Por qué? ¿Por qué no ponerse en el mejor de los escenarios? No se sabe, hay puertas selladas.

«Oh, sirena mía, avísale, avísale, por favor, desde allí donde estés, busca a Ganglio Afecto y atiéndele, alértale, convéncele, que no se deje seducir por esa cosa, dile que encontrará muchos bancos de peces un poco más al norte. Oh, sirena mía, custodia mis fondos marinos, yo apenas puedo, apenas sé, apenas distingo una figura de su sombra. Dile al pececillo que me ayude, que no acepte la misión de navegar por el océano de linfa y leche, que no se deje corromper, que no hay gloria en su aventura, que no es honorable contaminar los citoplasmas, el corazón de la comunidad celular que quiere vivir, que murmura una y otra vez su deseo como una jaculatoria "volver a ver tu rostro mañana". Sirena mía, ¿dónde estás? ¿Te encuentras lejos del conflicto? ¿Aciertas a frenar la traición? ¿Puedes atisbar el humo que asciende, el incendio que se acerca? Sirena mía, encuéntrale, solo queremos... volver a ver tu rostro mañana..., por favor, díselo despacito, no le asustes, susúrrale al oído... tu rostro... mañana».

El universo es generoso

Una mañana en la que el dolor cede y aparta su hierro, el espacio que deja es ocupado por un vacío consagrado. No concibo una felicidad más colmada que la ausencia de dolor. Simplemente no duele nada, no duele la vida, no duele la carne, no duele el aire, no duele el oxígeno, los pensamientos no se arrinconan en esquinas canallas para decirte, oh, para decirte cosas obscenas.

Han dejado de doler los pequeños pasos alrededor del espacio, alrededor de un tiempo que sangra. Por alguna razón mi cuerpo vuelve a ser un conjunto de piezas sonrosadas que quiere sonreír, que quiere una galleta, una nuez, una frase insulsa o el olor de la cafetera.

Y algo comienza, viene el lenguaje de nuevo. ¿Hay alegría mayor? Las palabras secuestradas por el dolor, las palabras, podridas en el seno de un pensamiento sin rango ni sonido, en un pensamiento preverbal y por tanto en un pensamiento anterior a todas las categorías que nos hacen interactuar con una realidad concebible, vuelven a anunciarse, a querer decir, a venerar, a expresarse.

Inexplicablemente, me vienen a la cabeza imágenes de

bebés de focas monje, no sé por qué, la piel de los bebés de las focas monje es extraordinaria. Tampoco puedo dejar de repetir la palabra «criatura».

Palabras. Todo vuelve a su seno. Si el dolor te arranca la lengua, el no-dolor es un ángel anunciador que me ordena el mundo dotándole de la visión de un sueño inaugural que me turba.

La no palabra con la que el dolor hostiga no puede confundirse con el silencio. No. El silencio también es asunto de dioses, el silencio es el verbo en gestación, una belleza durmiente. En el silencio, mi conciencia y mi ojo, mi oído y mi piel están teniendo una historia de amor y hay que guardar silencio.

Frente a los amantes siempre hay que guardar silencio. En el silencio, cuando se ama, un cuerpo atraviesa otro cuerpo sin hacerse daño. Guardar silencio.

La no palabra es la mudez. Estar muda no es estar en silencio, estar muda es el lenguaje tragándose el verbo, enredando al alma en el desánimo y la pena hasta que vuelve a amanecer el alfabeto como amanece el sol, «la B con la A, BA».

El dolor ha ido desplazándose, me dejo acariciar por la vida. No guardo rencor. Inicio una danza lenta, lenta, me dejo llevar, me toco. Tocaos, con la delicadeza que se toca una llaga, como si fuerais expertos en cachemires y sedas. Dejaos tocar por las sábanas limpias, por el espacio vacío entre el pico de la mesa y vuestro muslo, tocad el agua, su deslizarse entre los dedos, tocad, tocad el cristal de una copa de vino, apretad su cintura. Tocad la memoria de todos los muertos, tocad la piel de todos los vivos.

Mano de brisa que despeinas, bienvenida a casa.
Corazón que desencajas tu rictus,
bienvenido a casa.
Has sufrido, has sido humillada,
déjame tu ira, déjame tocarla.
Clamas venganza, tu borbotón rojo
la clama.

Contra quién, pequeño corazón,
estamos solos, contra quién hundir nuestro cuchillo.
¿Eres acaso Shylock, el mercader, es este un asunto
de prestamistas y venganzas?
¿Derramarás más sangre, un trozo de carne
saldará la deuda?
Déjame entrar, corazón, déjame darte
algo de calor, olvídate del enemigo.

Ya se han unido la muerte y la vida,
el mismo traje visten, son la misma cosa,
prisioneras y salvajes, en continua estampida,
al borde del abismo...

Cómo saber de dónde viene el infierno y de dónde el paraíso. Mientras el dolor muerde, el pensamiento dice: «¿Por qué a mí?». Y al amanecer, ya el infierno en calma, ya vomitada la ceniza, un tropel de garzas azules alzan el vuelo y me voy con ellas.

Las toco con sumo cuidado, son montoncitos mullidos de pluma y hueso magro. Les digo: «Y ahora ¿hacia dónde vamos? ¿Cuál será nuestro siguiente pensamiento, cuál la gramática de nuestro próximo sueño?».

Pasado-Presente-Futuro. El olfato

«Mirad las aves del cielo, que no siembran, ni siegan, ni recogen en graneros... (...) ¿Y quién de vosotros podrá, por mucho que se afane, añadir a su estatura un codo? ¿Y por el vestido os afanáis? Considerad los lirios del campo...».

Y me dejo acariciar por las palabras, un murmullo del viento bajo un pinar. Sí.

O releo aquel poema:

No entra impunemente el joven con su luz en la gruta de
[las palabras.
Audaz presiente apenas dónde se encuentra.
Joven, aunque ha sufrido, no sabe lo que es el dolor.
Sabio antes de tiempo se escapa sin haber entrado
y alega como excusa la inmadurez de su época.
¡La gruta de las palabras!
Solo el verdadero poeta, y por su cuenta y riesgo,
pierde delirando en ella las alas
y con ellas la manera de someterlas de nuevo a la
[gravedad
y no menoscabar esa fuerza que atrae hacia la tierra.
¡La gruta de las palabras!

Solo el verdadero poeta regresa con su silencio
para encontrar, ya viejo, a un niño que llora,
abandonado por el mundo en su umbral.

«La gruta de las palabras», VLADIMIR HOLAN

Cuál es el perfume de un poema. Es un asunto serio. Cuál es el perfume de la vida, de la memoria, el perfume del futuro. Cuando se ha abierto un hoyo en la tierra todo huele más fuerte.

La vida huele a radiografía y pajar. La memoria huele a madera podrida o a la humedad que ha calado el yeso de la pared, a veces también huele a goma de borrar Milan, a cuaderno de deberes o al añil que desprendía el delantal de mi madre. Un poema huele a carne arrebatada, a laca de uñas o a miedo. El futuro usa un perfume de obstinación y niebla. Todo junto huele a tiempo, un tiempo hecho de formas de vida, trabajo y sudor.

La memoria es un frontispicio, un semblante.

Ahora aprecio mucho los olores fuertes, el olor del barro, el del estiércol. El más agrio es el olor del miedo, también es muy agrio el olor del jornal. Rescato el olor de los gatos, el de sus pises, el olor del sexo en una pensión barata, ese mejunje de lejía, hule y coliflor. Y el olor de mi abuela Teresa, de la enorme abuela Teresa, gordísima. No usaba bragas, olía a cofre abierto. Una abuela siempre disponible para la guarda y el amparo, siempre disponible para durar y para proporcionar sábanas limpias y comida.

Oler lo caduco me excita. El cáncer ha arrancado de mí algo cursi, me ha quitado de encima una intención superflua.

—Defina «cursi».

—Querer adornar bombillas con lazos de colores.

Oler lo que apesta, lo que se pudre, lo sucio. Las fosas sépticas me recuerdan que hay vida por debajo, en las cloacas hay vida, pestilencia, vida en grumos, vida que espera y duerme, espera y duerme. La vida incrustada en este planeta, un asteroide bipolar, huele a rosas y a desdicha.

—Defínase.

—Sí.

—¿A qué huele el cáncer?

—A un mar con peces muertos. También huele a ovni.

—¿A qué huele un ovni?

—A llanta de rueda quemada.

Hoy no es domingo, pero tampoco importa

Puede que sea lunes o miércoles, jueves o sábado. Los días se han convertido en volúmenes anónimos, no tienen nombre, solo son días, salvo cuando hay citas, consultas, revisiones, supervisiones, analíticas, seguimiento, pruebas o imprevistos. En estas ocasiones, los días se vuelven estrictos como documentos firmados ante notario. Es complicada y aburrida toda esa organización que surge del protocolo de la enfermedad.

Además nunca te aplauden. «Ayer la vi en el teatro, felicidades, es usted una actriz M-A-R-A-V-I-L-L-O-S-A». Lo echo de menos. Ahora me he convertido en funcionaria de mi propia salud.

Camino
por invisibles mapas de tiza
que son borrados
por una mano anónima
a cada instante.

El abatimiento es uno de los peligros. Dejo señales por si el mañana no me aguanta entre las manos. Dejo señales, sí, llevo tres días sin lavar los platos, el fregadero está a rebosar, lo hago a propósito, así me afirmo en la certeza de un mañana. «Lo haré mañana» —me digo—. Mañana. Mañana.

Los días avanzan hacia un destino que no acepto, aunque me someta. A veces la muerte me visita, viene muy amable aunque algo circunspecta, me besa la mano y me hace entender que no me preocupe, que no le debo nada a nadie. Me dice que ande muy atenta al jueguecito que me propone, que no me rinda, que esté preparada, que ande desasida, que me olvide de los pájaros, de las flores, del rostro de mi amor, pero yo, pero yo...

La miro de cerca, la muerte tiene el rostro pintado con albayalde, el pigmento con el que encalan las casas de los pueblos. La miro y me quedo extasiada. La muerte me rompe las costuras, me enjaula el pensamiento, me corta el pelo, me roba los zapatos. ¡Mi oración, mi oración!

Después se va y me parece oírla decir que aún no, que aún no, que faltan algunos papeles. Hay que esperar.

Soy una deconstrucción. Hoy no es domingo, pero tampoco importa mucho. Recurro a Machado:

> *... nada os debo, debéisme cuanto he escrito.*
> *A mi trabajo acudo, con mi dinero pago*
> *el traje que me cubre y la mansión que habito,*
> *el pan que me alimenta y el lecho donde yago.*

In memoriam. A la Lispector

«Ahora conozco ese gran miedo de estar viva, de tener como único amparo el desamparo de estar viva. Estar viva, de ello haré mi motivo y mi tema. Con delicada curiosidad, atenta al hambre y a la propia atención empiezo a comer, delicadamente viva, pedazos de pan».

Aprendiendo a vivir, Clarice Lispector

Qué extraño fenómeno es estar
y luego no estar. Poema

Huye de mí todo en desbandada.
Huyen los pájaros y huye la nube.
Me huye el aire de los pulmones y me huye la tierra.
La carne me huye, me huye en espirales de humo.
En espirales de palabras somnolientas que no tienen
                                                    [dónde ir.
Palabras a las que les gustaba ir y venir,
comer helados, a las que les gustaba la vida,
su apariencia de continuidad.
Huyen de mí los gatos, la dulzura, las migas de pan.
Me huye el tiempo, el espacio.
Me huye la fecundidad, ay caballito
de ronzal corto
que tropieza para llegar a las manzanas.
Para llegar a las manzanas desentierro
palabras muertas y las disfrazo de carnaval.
¡Ale, caballito, ale!
Al límite de tus fuerzas.
Al límite de los turistas y su encanto,
al límite de su tiempo desperdigado.
Los turistas siempre dan manzanas a los caballitos,

Los turistas son muy entretenidos.
Viven enajenados de prosperidad.
¡Huye de mí, tiempo, huye!
No podré hacer nada al respecto.
¡Huye, caballito, huye!
Pero convence a la noche para que me cante al oído
como mi madre nunca lo hiciera.

Tener cáncer da vergüenza

Sí, vas varios pasos por detrás de todo el mundo. Además estoy obsesionada con el orden, necesito perimetrar mi ropa interior o el cajón de los cubiertos. Todo se vuelve un ritual, me lavo los dientes muy despacio, soy un universo de serenidad aparente. Quiero parecer buena, ser muy buena, quiero estar muy limpia, no quiero oler a fracaso, busco compensar el olor de la descomposición de la materia.

Durar es mi propósito, que no me echen de la vida. Ser muy buena, quiero ser muy buena, obedecer siempre, no ser anómala, que no se me note la herida, el vertedero, la caducidad, dicen que las gallinas matan a picotazos a la que se pone enferma. Por si acaso. Por supuesto yo no soy una gallina, pero por si acaso.

Además, tengo amigos y una sirena.

« Ay, sirena mía, donde estás, por qué te has ido. Eras mi alma, mi sagrario. Tú eras la pradera de mi amor, mi palabra dulce y ahora dónde, dónde está mi playa de obsidiana, mándame tu hilo ultrasónico, una señal enarbolada ».

Quiero dejar de ser moral, quiero ser como Dios, usar el lenguaje para conocer, no conocer para usar el lenguaje. Eso decía Walter Benjamin.

No sé.

Una historia sobre Buda, mi perro

Es notorio cómo mi perro ha adoptado, sin ningún problema de identidad, otros apelativos: Budy, Perri, Cosa, Cosita, Príncipe o Amor, Cariño, Cielo; a veces le llamo Bel Cane y se excita en extremo (no se le descarta cierto origen italiano). Él responde a estos regalos, aprecia el timbre de voz con el que me dirijo a él: «Sienta. Toma. Vamos. Pelota. Patita. No. Dame. Sschisss». En ningún caso tolera la grosería o la voz hostil o autoritaria en exceso. De todo ello me hago responsable, de su sensibilidad o altanería, es una pizca intolerante, tiene un sentido del territorio algo violento.

Hay en mí una maternidad excéntrica y apeluchada que volqué en el animal desde los días en que, apareciendo en mi vida, había que rescatarle del bebedero cuando pretendía tomar agua, pues acababa sumergido en el recipiente. Comía de mi mano, le acunaban mis brazos, veíamos juntos la televisión, al menos yo la miraba, él dormía en mi regazo; recuerdo cómo se rebullía buscándome la entraña. También tomé la costumbre de mirarle fijamente a los ojos esperando entender mejor sus necesidades, le dirigía pequeñas frases pretendiendo introducirme en su psicología a la manera en que las madres intentan internarse en algún rincón de la psicología de sus hijos adolescentes con pequeñas preguntas sin obtener jamás una respuesta:

—¿Te pasa algo, hijo? No hablas mucho.

—Ay, mamá, qué pesada eres.

—Ya, sin embargo te oigo mucho hablar por el móvil. ¿Por qué no me mandas algún wasap a mí también de vez en cuando?

—¿Y qué quieres que te diga, que me he tomado todo el Cola-Cao? Mamá, joder, tengo diecisiete años.

—¿Y con tus amigos de qué hablas?

—De álgebra estructural, ¿te parece bien?

—Cariño, quiero que sepas que si tienes algún problema, o si eres gay o transgénero, si te drogaras o tuvieses dificultades de cualquier tipo, hormonales, psicológicas, si se te quitaran las ganas de vivir o de comer, a mí puedes contármelo todo, soy tu madre y voy a quererte igual. ¿Tienes novia?

—Perdona, mamá, tengo que entrar al baño a vomitar, me ha sentado mal el desayuno.

—¿Te preparo una manzanilla?

(Portazo).

—¿Estás bien, cariño?

(Silencio).

—¿Has fumado porros? ¿Bebiste anoche?

—Agghuggghgh. (Sonido de arcadas y vómitos).

También yo llevo años preguntándole a mi perro si está bien o si necesita algo. Nunca me contesta. Los perros y los adolescentes tienen algunos rasgos en común, no contestan nunca, son muy interesados y de todo lo que se les dice nunca escuchan más allá de un dos por ciento, quizá menos. En mi caso, cuando pretendo darle a mi perro alguna conferencia o enseñarle algo práctico, su atención sobre mis palabras no se alarga más de diez segundos, de inmediato gira su cuello hacia el exterior, hacia un horizonte donde él entiende que pueden aparecer pájaros, codornices o conejos y eso es todo.

Si digo ¡PUM!, él sabe de inmediato que nos referimos a una escopeta. El lenguaje para ellos empieza en la nariz, el olfato es su bien supremo. Alguien me dijo en cierta ocasión: «Tienes que sacar a tu perro más a menudo y durante más tiempo para que él pueda oler las calles, las fachadas, las farolas, el alcorque del árbol del final de la calle por donde ha pasado, hace un momento, Pétit Point, la caniche blanca que vive por el barrio. Todo eso les produce a ellos la misma satisfacción que te produce a ti entrar en internet».

La cuestión es que mi perro se ha vuelto malhumorado. «Pueden ser los años —me digo— o el cacharreo con la vida, que le ha vuelto levantisco, cascarrabias».

«*Tempus fugit*» (*sed fugit interea, fugit irreparabile tempus*), Virgilio *dixit*: «pero huye entretanto, huye irreparablemente el tiempo».

También se afirma que los perros huelen la enfermedad. No descarto la idea de que mi perro Buda haya olfateado que mi salud se ha quebrado y perciba mi lamento, mi debilidad, el aullido sordo que me atrapa. No se separa de mí, se levanta en la noche las veces que yo necesite levantarme, se derrama a mis pies, me espera, me guarda. Se alerta si me alerto, quiere abrazarme cuando va a amanecer y apoya su pequeña cabeza en un lado del colchón hasta que obtiene una caricia, su respiración se acelera si se acelera la mía.

Ahora ha cogido la costumbre de levantar la pata y arañar el aire con vigor como queriendo derribar un obstáculo. A lo mejor es su manera de operarme el cáncer. Yo le sigo preguntando cosas, por ejemplo, ¿a qué huele esta enfermedad, Budy? Él sigue sin contestarme aunque pone cara de que algo huele a podrido.

A veces mi perro me dice «guau». Si es un «guau» limpio sé que significa «madre», si es un «guauuuuuuuu» en el que alarga la última vocal como un sollozo penetrante, eso significa que no quiere que me vaya y que le deje solo, si insiste con un «guau-guau-guau-guau» muy impertinente, significa que está alterado, que sus necesidades le llevan obligado, caca, pis, comida, paseo, celo, perra, galleta, hueso, jamón, comida, ocio, pis, caca, celo, perra, galleta, hueso, jamón, ocio, pis…, comida…, caca, perra, galleta…

Qué alboroto. Y cada vez lo dice con el mismo vigor. Es asombroso.

Las palabras son de agua

Empezar a escribir es encontrar la primera frase, tan fácil como eso y tan difícil como eso. Ahora quisiera yo hacer la tentativa de traducir las lágrimas al lenguaje humano. No es que las lágrimas no sean lenguaje humano, a veces lo trascienden, pero quiero escribir lo que percibe mi mejilla en su discurrir húmedo, la textura salada de la pena o la agridulce melancolía, el cansancio infinito que produce la desesperanza.

No son lágrimas, es un río que quiere salir, que brota de algún caño agazapado, de alguna tubería rota que viene del mar. Son lágrimas que buscan la compañía de otras lágrimas para decirse cosas y después dormirse. Lágrimas que juegan en la orilla, que tejen espejismos, lágrimas necesarias, microgotas que vigilan y me cuidan. Como mamá.

«¡Mamá!». Cerca de esa playa está mamá que me mira y grita mi nombre. Hay mar tempestuoso y está preocupada. Hay bandera amarilla y algunas señales de medusas. Mamá me hace señales con la mano y me muestra la merienda. Será pan, como siempre, y chocolate. Me hace señales para que me acerque. Ay, qué bello era todavía el brazo de mamá, qué tímidos eran sus besos, qué escasos sus abrazos.

Temo a las medusas, imagino el tumor, un volumen central, yerto y desmochado que intercambia sospechosas sustancias a través de sus múltiples bocas. Cientos de lenguas bífidas que se alargan hacia los capilares grasientos que las recubren y chupan su sebo. Todo lo que da vida y alegría, todo lo que juega y palpita, todo lo que añora vivir en los estanques azules: los minerales, las proteínas, el sodio, el carbono, el potasio, todos los cuerpos esféricos de infinito cromatismo, todo eso lo abrasa el cáncer.

Y mi sirena, de nombre Marella, está luchando sola. Es tan hermosa, aunque últimamente la veo poco y la observo muy atribulada. No se peina, ha perdido sus horquillas de oro y apenas sube a la superficie. Sus primas, del linaje de las ninfas, ya apenas la ven recostarse sobre roca alguna o prado o ribera húmeda. Los delfines tampoco saben darme razones de ella, algunos creen haberla visto alicaída, celularmente mortecina.

Y lloro. Nadie me ha visto llorar, lloro sola, lloro escondida en un rincón impreciso de la casa o arrebujada en la cama mordiendo el embozo de las sábanas. A veces lloro tirada en el suelo cuando el dolor o la pena de mí me sobrevienen, lloro en posición fetal y muy pegada a la pared. Lloro, lloro y escucho.

Quiero llegar hasta aquel que abre y cierra los cerrojos de la tierra, llegar hasta él y romperle el corazón con mis lágrimas, que se apiade y me abra la puerta. Que me abra todas las puertas, las de la oscuridad también. Que me enseñe a comer gusanos, a diferenciar el grosor de la ceniza, a celebrar la fiesta de los muertos. Necesitaré aprender de memoria el nombre de todos los muertos y luego que me ayuden a ascender. Dicen que si bajas hasta los muertos después asciendes. Una vez un hombre lo hizo en Galilea, se bebió las lágrimas de todos los muertos y después ascendió del Hades, dicen. Después se hizo jardinero y después luz. Ascenderé a gran velocidad como un asteroide y después seré bailarina en la galaxia o también puedo ser el busto de Palas Atenea.

Algunas veces me sucede que las lágrimas no me llegan a los ojos, se quedan enredadas en la garganta o se ponen a temblar todas juntas en los labios, me muerdo la lengua hasta que sabe un poco a agua estancada, luego aflojo y sigo escuchando el fondo de la tierra. A veces oigo trenes que pasan, todos van completos, algunos con gente muy sucia, demacrada, vestidos con harapos y la cabeza afeitada, y otros con gente muy limpia, vestidos con esmoquin ellos y con satinados vestidos de lamé sus bellísimas acompañantes. Los limpios llevan las manos enguantadas, sujetan vasos con burbujas, se mueven al compás de la música, hacen extravagantes gestos con sus pies, izquierdo y derecho, izquierdo y derecho, hincan la punta, giran el tobillo hacia afuera y vuelven a apoyar la punta y vuelven a girar el tobillo como expulsando algo lejos. Da la impresión de que aplastan cucarachas con un gesto leve y elegante. Las baldosas del salón de baile, tan engalanado, están cubiertas de cucarachas aplastadas.

Hay otros trenes donde no se puede bailar porque no hay espacio suficiente, ni música, ni vasos con burbujas; allí el aliento es tan espeso que se convierte en sentencia. Todos los trenes pasan.

De noche, cuando un avión cruza el espacio aéreo sobre

mi cabeza, lloro desconsoladamente. Echo de menos desplazarme libremente. Asocio la libertad a poder ir a muchos sitios al mismo tiempo sin que importe la necesidad o los motivos para hacerlo.

—Defina «libertad».

—Un montón de pasaportes manoseados con estampaciones de colores y nombres de países de difícil pronunciación.

—Si consigo un pasaporte con muchos sellos llegaré a ser una persona importante.

—Le he pedido que defina libertad, no señorío o vanidad.

—Ah, sí, bueno, perdone. Libertad es la quietud, sí, la quietud. La quietud es aerodinámica, como la libertad, aunque debo decir que no sé mucho sobre aerodinámica. A veces me siento más libre cuando estoy quieta que cuando me muevo.

—Defina «aerodinámica» según usted.

—Sostenerse cuerpos unos con otros, cuerpos sobre cuerpos, cuerpos alrededor de cuerpos. Equilibrio, sí, sostenerse. Sostenerse es una forma de volar. Sostenerse.

Para que vuele una piedra se necesita una mano.
Para que vuele el oxígeno se necesita una boca.
Para que vuele la sangre se necesita un disparo.
Aerodinámica.
Algunos lo llaman amor.

A veces se me filtra un sabor amargo por los rincones de la boca. Es un instante, pero también la eternidad. La misma matriz, la misma raíz cuadrada —instante es a eternidad lo que eternidad es a la inaprensibilidad del instante—. Vivo en el impacto y la única certeza que me sigue siendo leal es la de que mi vida ya no es mía, ya no me pertenece. La pregunta es si alguna vez me ha pertenecido. Dejar entrar estas cuestiones en el pensamiento es lo mismo que dejar entrar ratones en una quesería. Comen, comen, comen, ellos se ponen gordos como ratones-garrapatas y tu mente se llena de agujeros. Rellenar después esos agujeros es olímpico.

Mi corazonada es que solo la poesía puede ayudar un poco, la poesía puede restituir algunas oquedades que agonizan. La poesía es de la familia del vacío y del silencio, de la escucha y del asombro.

Las palabras de la poesía son frugales y están acostumbradas a un tiempo dilatado. A veces también son cursis como queso derretido, cuando es así prefiero las piedras, prefiero rellenar los versos con piedras encendidas.

—Defina «piedras encendidas».

—La primera vez que leí a César Vallejo. «Pero este hombre no escribe versos, entrechoca piedras hasta que saltan chispas», recuerdo que me dije.

Por favor, compartid conmigo sus versos, hacedme este regalo:

Hay golpes en la vida, tan fuertes... ¡Yo no sé!
Golpes como del odio de Dios; como si ante ellos,
la resaca de todo lo sufrido
se empozara en el alma... ¡Yo no sé!

Son pocos; pero son... Abren zanjas oscuras
en el rostro más fiero y en el lomo más fuerte.

Serán tal vez los potros de bárbaros Atilas;
o los heraldos negros que nos manda la Muerte.

Son las caídas hondas de los Cristos del alma
de alguna fe adorable que el Destino blasfema.
Esos golpes sangrientos son las crepitaciones
de algún pan que en la puerta del horno se nos quema.

Y el hombre... Pobre... ¡pobre! Vuelve los ojos, como
cuando por sobre el hombro nos llama una palmada:
vuelve los ojos locos, y todo lo vivido
se empoza, como charco de culpa, en la mirada.

Hay golpes en la vida tan fuertes... ¡Yo no sé!

Los heraldos negros, CÉSAR VALLEJO

Evito la amargura. Con estos versos, César Vallejo transforma la sinrazón del infierno en belleza y piedad. Caigo con él en un estado de latencia, en un impasse de espera.

Caigo con sus «Cristos del alma/con alguna fe adorable que el destino blasfema». Caigo con la sombra que ha decidido secuestrarme y a esto lo llamo, como él: «pan que se nos quema».

Evito la amargura, sorteo como puedo su brea ardiente y pegajosa: ¡Pobre! ¡Pobre yo! ¡Pobre el hombre que vuelve la cabeza porque a su espalda la muerte le ha dado una palmada y «... con los ojos locos, en la mirada todo lo vivido se empoza como charco de culpa...». Y este último verso me mira, me asusta, me resulta intolerable, me impide comer, me seca la garganta y me convierto en sal.

No. No. No. Y rezo.

Padre nuestro.
Sé que la culpa no nos la enviaste tú,
sino hombres deshonestos en cuyos nidos solo
                    [habitan los pájaros del resentimiento.
Padre nuestro.
Sé que la culpa es un híbrido entre la amenaza del
                    [látigo y la golosina prometida.
La cifra secreta que nadie puede penetrar.
Padre nuestro, entiéndete tú con mi dolor,
no doy más
de mí.
La enfermedad, la muerte, la vida,
juguetes que se rompen.
Saldré de la creación un día sin culpa en mi mirada.
No, no la habrá.
No se castiga a nadie por la ofrenda
depositada en el altar de las serpientes,
las invitadas al banquete, también ellas,
Padre nuestro,
a ellas también las ampara el derecho de la
        [reproducción y lo natural es que ellas muerdan,
ellas también.
Y Padre nuestro,
si tu mano interventora aún alcanza
hasta el corazón del cuarzo,
todavía habitará sobre la tierra la abundancia
y no habrá agravio en la jornada.
Dame gratitud, hazme reír, hazme ver

el malentendido de la Historia,
por encima de los altaneros discursos
de los que se sientan a la mesa
de la opulencia.

El Ángel de la Dignidad

¿No habéis visto nunca al Ángel de la Dignidad? Es muy bello. Siempre va desnudo. De él se podría decir que casi le gusta más tomar tierra que altura.

Más cuentos.
Mi primera vez. En el circo

Los zapatos de charol, los calcetines blancos y un abrigo diminuto de niña de siete años de color azul marino y la botonadura forrada de terciopelo azul oscuro, azul noche cerrada (mi abuela rompió todas sus huchas para comprármelo).

En mi memoria no lo encuentro, pero debería estar, algún tipo de bolso de niña de siete años, es probable que de paja, con una botella de gaseosa, monedero, pañuelo (la nariz siempre limpia como una patena), alguna calderilla de entonces, perras sueltas, también chicles o un tebeo, horquillas o lazos, y un paquetito marrón con la merienda (ahora me pregunto por qué desaparece la merienda de nuestras vidas al llegar la adolescencia, será que la cambiamos por el tabaco).

Este es el centro del universo de una niña de siete años. Alrededor, otro universo más grande, el cosmos familiar. Ahí estaría mamá seguramente, algún hermano, alguna tía, primos, primas, con sus ruidos, sus risas descompuestas, sus aullidos y patadas. Todos ellos satélites que giraban alrededor del centro del universo que era yo aproximándome a la pista del circo.

Un foco grande de luna llena iluminaba mi corazón dentro de la carpa, una bóveda construida a base de bandas rojas y blancas (ahora que recuerdo se parecía mucho a la bandera americana).

Buscábamos butacas rojas de escay. También recuerdo la arena, las jaulas grandes que parecían catedrales, cuerdas y puentes colgantes, balancines, un firmamento de estrellas luciendo a toda máquina que me cegaba los ojos (*Deus ex machina*).

Si digo circo digo fosforescer, centellear, brillar, resplandecer. Sin embargo, al recordar me viene una emanación pestilente y narcótica, los excrementos de las bestias.

Desde el escenario, elefantes, jirafas, caballos, llamas, dromedarios, monos, conejos, perros y palomas, leones, tigres y panteras. En toda aquella pandilla había algo sexual, algo que invitaba a la lucha, la muerte, el éxtasis.

Todos los animales iban de gala, disfrazados como peluches razonables, todos en apariencia domesticados, pero alrededor había hombres al acecho que chasqueaban sus látigos, que se defendían usando banquetas de madera como escudos y pistolas escondidas en las traseras de los pantalones.

Todo tenía una realidad salvaje y una apariencia domesticada y esto me ponía un poco triste. Mi mano tironeaba del vestido de mamá como si intuyera que detrás de los brillos y colores de aquel lugar se escondía un sangriento sacrificio o que todo aquello transgredía alguna ley natural que podía volverse contra mí. También estaba triste porque mis zapatos negros de charol podían mancharse con el serrín.

—Niña, no seas tonta, ¿no ves que no hacen nada? Son

fieras, las mismas fieras bonitas que vimos en la Casa de Fieras del Buen Retiro, ¿no las recuerdas allí, que las tenían encerradas para nosotros, tan bonitas, y que también había osos y serpientes con ojos amarillos y cuerpos largos y fuertes del tamaño del brazo de papá?

—No, no me acuerdo —le respondí—. Solo me acuerdo de la cara tan seria de los monos que se parecían a un maestro mío del colegio y que se tocaban esa cosita rosa que les cuelga y a la abuela y a toda la gente que había allí muriéndose de risa, solo eso.

¿Es posible que mi madre no viera las pistolas que los hombres mantenían escondidas a la espalda? Mi madre era experta en mirar siempre hacia otro lado. En todo caso, qué desfachatez tiene el cautiverio.

—Anda, tonta, pasa, pasa ahí, esos son nuestros asientos. Esta niña, qué cosas se le ocurren, no hay quien haga carrera de ella, siempre pensando en las musarañas. Anda, espabila, coge de la mano a tu hermano y a sentarse.

La segunda señal de la ficción me apuñaló a mitad del espectáculo. Vino de una trapecista. Además de animales, en este circo había enanos-payasos, enanos-contorsionistas, de los otros payasos, de los altos y listos de cara blanca, y de los otros, los inocentes y desaseados de zapatos grandes y voluntad heroica.

Estaba también el Maestro de Ceremonias con un estrambótico sombrero que nos conducía a esa playa de colores chillones, carcajadas indómitas y saltos mortales. Hombres y mujeres ataviados con capas de dioses y diosas rociados de polvos de talco.

Y de pronto ella, el ángel rubio. Cuando era niña ser rubia era muy importante, ser rubia era ser algo más que ser morena y española, era ser un poco extranjera y eso era distinguido. Bella y alta, se balanceaba enrollada en una rústica maroma y soltando las piernas se entregaba al vacío. Con su cuerpo en el aire componía y descomponía la proporción.

Los hombres del público están con la boca abierta, las mujeres se tapan la cara con las manos, los niños comen palomitas a puñados. ¡No!, aún no. Un suspiro común salía de todas las gargantas y, asombrados y contentos, soltábamos el aliento al unísono: ¡OOOHHHOOOHHHHH!

Por unos segundos la bella articulada se había salvado del abismo para volver a contonearse de nuevo hasta que apenas la sujetaba la trenza de su pelo atada al columpio. Su cuello y su talle giraban en el espacio vacío.

Un platillo volante, una lengua de fuego, un ángel deslizándose por la escalera de Elías para asombro de niños estupefactos, pero ¡AAAHHHAAAHHHHH! Ahora sí. La bella cae en la red, por uno segundos todo se suspende, aunque, unos segundos antes, mi ojo de niña de siete años se había acercado como un periscopio al muslo de la voluptuosa y había descubierto, sobre su carne blanquísima, unas medias de red con los puntos cogidos.

Oh, cuánta decepción para una niña de siete años, la mujer perfecta había tenido que remendarse las medias muchas veces. Era humana a pesar de que toda su piel fuera de charol blanco y sus labios tan rojos que parecían alimentarse solo de fresas. ¿Cuál sería su nombre? Anastasia quizá, venida de Rusia, o Marie, la rubia Marie, nacida en Marsella.

La música había cesado. Aún recuerdo el mohín de mi

boca y un sabor a medicina. Estaba tan decepcionada que me hice pis.

También me viene ahora a la memoria la señorita Julia, la severa maestra de mi primera escuela, tan alta y tan estrecha de cuerpo. Todo en ella era estrecho, su falda negra, su blusa beige, su moño, sus horquillas estrechas. Yo la admiraba precisamente por eso, por ser tan perpendicular que podía formar un ángulo recto en contacto con cualquier otro plano.

En el mes de mayo, durante la fiesta de la Virgen, las niñas caminábamos en procesión, recorríamos todo el colegio con nuestro regalo para la Señora entre las manos, margaritas sobre todo. La maestra nos mantenía en formación, en una verticalidad de filas perfectas. «Con flores a María, que Madre nuestra es», cantábamos a coro a la otra madre, la pura: «*O clemens o pia o dulcis virgo Maria*». En cierta ocasión, al pasar a mi lado me atreví a decirle: «¡Señorita, míreme, ¿ha visto qué bien lo hago?!». Al inclinarse sobre mí para estirarme el guardapolvo me alcanzó su olor rancio, el perfume ácido de axila cansada que desprendía su blusa. Recuerdo que ese día también se me escapó un poco de pis.

Los niños, cuando algún dios se derrumba, se hacen pis. En la incontinencia del pis se encierra la decepción y también el temor de un orden que se rompe.

El ser humano vive gracias a los velos, somos fabricantes de velos, necesitamos ocultarnos, velarnos. Personalmente prefiero los velos a los diagnósticos.

Como la historia de Ofelia, la bonita Ofelia, la pobre Ofelia, la joven, la pequeña loca, entrando en el salón del trono mientras toca algún instrumento de cuerda y canta:

«¿Dónde está la hermosa majestad de Dinamarca?». Ofelia ese día se despeña desde su locura mientras todos contemplan como se arranca el velo y la piel. La cándida Ofelia, a los catorce años, se precipita desde la altura de su amor por el príncipe Hamlet y en el salón del trono, mientras toda la corte la compadece, se hace pis.

Un paréntesis. Homenaje a los payasos

La historia tiene una deuda con ellos, son los verdaderos héroes, Reyes de la Voluntad que, sin apoyo alguno, intentan, intentan, intentan. Esa es su tradición, mientras, la carcajada salvaje del público, que desatiende las puertas invisibles que pintan para nosotros, sentencia su fracaso. No. Ellos son, sin embargo, los héroes del día a día, del paso a paso, de la cosa a cosa, se empeñan en una fe sin religión y persiguen lo imposible con una sonrisa demasiado grande, demasiado marcada, una sonrisa sin tiempo que se esfuerza sin relajo. Una y otra vez la perplejidad vuelve a su mirada, una y otra vez se levantan de la caída, una y otra vez hacen de la burla su salario. Los payasos van campo a través, van al menudillo y lo convierten en oro.

Sin embargo, esos otros héroes, los oficiales, pasean por la vida tan ufanos, se dejan vencer por el orgullo, se lanzan en brazos del bronce y solo atienden a los dioses que escriben para ellos el mejor guion, un destino rígido que les inunde de gloria.

La historia, con vocación de diosa, solo quiere a estos últimos. A los otros hijos, los repudiados, los torpes, los que buscan su carisma detrás de una nariz inflamada y roja para no ser devorados por la pena, a esos otros los devora.

Yo misma soy un payaso, nunca tuve nada mío, no supe tenerlo. Salvo un cáncer de recto, este parece ser que sí, que ha decidido hacerse mío, lo siento sobre mí y, al menos de momento, no me veo dejándolo olvidado en una papelera.

Ahora soy consciente de cuántas veces abro el cubo de la basura y me quedo ensimismada mirando los restos de comida, los posos del café, las espinas de los peces, los restos. ¿Y mi cáncer? ¿Por qué no está ahí mi cáncer?

El ovni

Objeto Volador No Identificado. Se viene el tiempo de los controles, de retomar pruebas, los marcadores tumorales están listos para ser cuantificados, otra vez se me tiznarán las venas, se hará íntima la sospecha de ser habitada por entidades luminiscentes, por luces ardorosas y luces frías, por líquidos amarillentos del color del vómito. Con estas pruebas las rosas de tu cuerpo se convierten en los cardos de tu cuerpo.

Después hay que beber mucha agua para borrar las huellas del veneno, hay que echarle por la orina, verter lágrimas o escupir. Se viene el tiempo de la revaluación, hay que echar un vistazo al campo de batalla.

Han pasado semanas desde la primera fase (radioterapia) y aún sigue quemando en mí el ardor de los iones y los protones. La mitad baja de mi tronco, zona media, lumbares, pelvis, abdomen, glúteos, carilla interna y carilla externa, siguen inflamados, poseídos por el relámpago, poseídos por la irradiación y el efluvio. De cintura para abajo he sido sometida a todos los incendios.

¿Qué combate andará librándose? ¿Habrá crecido el tumor? ¿No? ¿Se habrá organizado la resistencia? Las fuerzas de la vida se me han mermado mucho, lo sé, ya no soy pulcra ni estoy en paz, estoy en guerra y esto no va de frases bonitas sino de arrastrarse como reptiles.

Tampoco va de curiosidad, de abrir y cerrar puertas ni de inteligencia o ambición. No va de mirarse al espejo. No va de blancas dentaduras, ni de labios rojos y trajes a medida. Va de quedarte quieta y mirar el barranco que se ha abierto frente a ti, va de chillidos agudos como los que emite el buitre de las ovejas, el quebrantahuesos.

En el tiempo de la revaluación habito palabras desconocidas, rectoscopia, biopsia, resonancias, sedación, difusión, contrastes, tomografía, emisión, positrones, pet, tac, pet-tac, pet-tac, pet-tac. En ningún caso son palabras pueriles o frívolas sino científicas, importantes, pero a mi sirena no le gustan, la trastocan, la vuelven errática, se me oculta días enteros y no sé dónde encontrarla, parece no poder hallar asilo en mi cuerpo que se merma día a día, que está dolorido y se desmaya.

Caminar se ha vuelto de repente una actividad de la mirada. Caminar es buscar bancos para sentarme.

Volver a empezar, ahondar en el naufragio. Y después la espera.

De hoy no pasa, he de comprar flores o de otro modo estaré perdida.

—Defina «perder».

—Sostenerse en el vacío hasta que brote alguna yema.

—¿Y si no hay abono? ¿Y si no brota? ¿Y si no hay surco? ¿Y si la planta es carnívora? ¿Y si viene un pedrisco?

—Sostenerse en el vacío. Perder también se conoce como lo contrario de ganar.

—Defina «ganar».

—Un veredicto que el mundo legitima relamiéndose.

—Ayuda a formas ejércitos.

—Sí. Y también ayuda mucho con el presupuesto para el Ministerio de Defensa.

Pero también hay una alegría en el perder, el mundo se apea de ti y tú de él y eso te deja más liviana, las respuestas se sostienen en el filo. Mi alma es un piano de carne.

—Defina «alma».

—Aspiración. Manos que se buscan, como en la Capilla Sixtina.

—Defina «alegría».

—Unión.

La conciencia es tan grande que no necesita aplicarse entera a un mismo punto. La conciencia trabaja al unísono.

Llueve sobre mí una lluvia ensimismada.

Mi sirena en blanco y negro

Mi sirena me hace llegar la noticia de que la sequía la afecta, que se encuentra descamada y lenta. Con un gran esfuerzo, asciende hasta mi boca, sortea la zona del incendio y me deja un mensaje en los labios:

Me he vuelto más simple, apenas coqueteo con la fatalidad o la melancolía, apenas coqueteo. Guardo fuerzas. El fondo del mar es una vidriera de múltiples colores que se mueve de continuo y esto me gusta. Me gusta el azul cuando hace ondas, me dejo lamer por el verde, hay explosiones del blanco. El blanco se empeña en hacerme sonreír y explota globos para mí, hace eclosionar gotas de agua que parecen perlas.

Pero también hay demasiada oscuridad. La oscuridad del fondo del mar no es como la de las noches quietas de verano de las que me has hablado algunas veces. Las noches de verano donde todo tiene su sitio y no hay inquietud. Esta oscuridad del fondo del mar se mueve todo el tiempo, compone figuras que se hacen y deshacen, que ululan sin descanso. No hay placidez, solo desasosiego.

Ahora ya no subo a la superficie a contemplar las redes

de los pescadores que me parecían mantillas de encaje, aunque nunca me acercaba a ellas porque sabía que eran celada para sirenas. Antes sí, ahora ya no subo.

La oscuridad del fondo del mar es de un negro muy tupido. Son maromas negras que se juntan y te encarcelan y mis manos ahora no son fuertes, han perdido mucha escama.

Ahora mis manos son de gelatina, no sostienen nada, ni las promesas. La oscuridad del fondo es un bloque amontonado, una oscuridad que solo se mira a sí misma.

Hacía tiempo que Marella no me hablaba tan largo y tan explícito. Después debió volverse al fondo pues todo se quedó en silencio. Para ella tuvo que suponer un gran esfuerzo la ascensión, reptar por zonas de costra. Para ella, que es pura ondulación, ha debido ser un gran esfuerzo.

Mi sirena es una ultrapez, está aprendiendo a encarnarse en otra dimensión, cede su mito a los hechos consumados y se adapta a vivir sin párpados en un estado de alerta permanente. Se fatiga mucho cuando me manda alguna señal y luego desaparece por un tiempo.

La envoltura

El cáncer es un cuento donde nieva de continuo, un libro raro, lleno de detalles insignificantes y mortales, absurdos, un cuento poblado de sirenas tristes, de dolores ciegos, de drogas y fantasmas que nunca dicen su nombre, que te rozan con sus dedos largos y delgados como hilachas de niebla, un cuento de niñas perdidas en noches solitarias, sin príncipes, sin fiestas, apenas sin deseos, en un mundo que se mueve con extrema lentitud como los pequeños insectos agazapados bajo las piedras, donde no hay benevolencia ni celebración.

Desde el diagnóstico, cuando paseo no siento la ropa sobre mi cuerpo, voy expuesta, todo me toca en la piel: la atmósfera, el aire puro del prana, los cuerpos de las personas me tocan, sus actitudes, su dinámica o su estática.

Me muevo con el cuerpo de una anciana. Los ancianos también van muy desnudos, son raíces móviles que hacen recados, sujetan bolsas con dedos llenos de nudos, cumplen con su agenda. No es abnegación, nunca es abnegación, es la carne misma, manojos de carne enredada que busca nuevos equilibrios encaminándose hacia el instante siguiente y el siguiente del siguiente. Dios parece romperse en ellos, puedo verle con una regadera tratando de que los tallos secos no se tronchen.

Quintales de vida quebrada se posan sobre los ancianos cuando cruzan un semáforo, pero no es suficiente para abatirlcs. Ellos quieren durar. Quieren estar y durar.

Quintales de semáforos se posan sobre mí mientras me quedo quieta. Los ancianos y yo decimos a coro:

> « Disculpadme, amigos, el cielo se me ha roto por los bordes y sucumbo. No estoy del todo aquí. La tormenta me empuja hacia un lugar sin nombre ».

¡Oh, pronto, pronto! ¡Acudid! ¡Alisios de deseo!

Eros es la belleza, una belleza creada para que se cumplan los ciclos de fertilidad. Después Eros agoniza. Eros embalsamado.

Pero ayer sucedió algo de lejos. Un hombre de pelo blanco y cara saludable viene hacia mí, nos acercamos, nos estudiamos. Sus brazos, con la camisa remangada, son fuertes y velludos, hay viveza en un cuerpo que se adivina vigoroso, disciplinado por el deporte. Aparenta unos sesenta años, boca y dientes adecuados, sin añadidos de blancura artificiosa, todo él ajustado, limpio, de masculinidad organizada, no apabullante. Le adivino una voz grave, un decir adiestrado en la reflexión. Hay voces que habitan el espacio, otras que solo lo invaden.

Su mirada fue de interés hacia mi persona. Me despertó una descarga. Me miró, no me cuantificó, me miró. Hacía tiempo que no me miraban así, deseada-deseante. Hubo un suave oleaje en mi sexo, lo que hace unos años hubiera significado bragas humedecidas hoy es un calor general sobre la superficie del mismo modo que cuando te toca la piel el rayo repentino de un sol oculto tras una nube.

Soy una piedra y la luz del sol del mediodía reverbera

sobre mí. Veinte años marcan la diferencia, mi sexo ya no es genital. Mi sexo desea desvanecerse en una sucesión irregular de abrazos delicados, de caricias de yema profunda que esté atenta al matiz del recorrido, no a la presión.

Mi cuerpo ahora necesita caricias sin músculo, que el beso no arrebate o sea demasiado somnoliento, que se deje al goce, que se deje al roce de la boca, simplemente, pero muchas veces, incansablemente, para recuperar el tiempo perdido.

Nos llegamos el uno al otro y comenzamos una charla lenta.

Fuimos a un hotel y nos tumbamos sobre la cama. Hablamos y hablamos mientras nuestros cuerpos se acoplaban. No perseguíamos ninguna gloria húmeda, pero sí cierto calor, el de un reguero antiguo. Seguíamos mapas grabados en la memoria, más sabios, salpicados de risas.

No hubo orgasmo y los dos habíamos dejado el tabaco por lo que hubo más risas y mucha metafísica. Nos reímos y nos reímos. Todo tenía el sabor de las salsas chinas, un regocijo agridulce.

En albornoz, saboreamos luego una cena de chucherías, algún pescado a la plancha, poca sal, algo de vino.

Él me habla de los diferentes tipos de cebos para la pesca: calamar, lapas, lombrices, gusano blanco. Yo le hablo de la economía sumergida a la que la mujer ha estado sometida a lo largo de la historia.

En un alarde de entusiasmo tomo una almendra y se la paso de mi boca a la suya. Nos reímos. Me mete su mano por debajo del albornoz. Nos reímos.

Al salir del hotel no sabemos si darnos los teléfonos. Decidimos dejarlo al azar, eso fue todo.

Ay, la memoria (o la imaginación) a veces es una gloria. Como ese estrambote de Cervantes que recuerdo ahora y siempre me fascina:

> *Y luego, incontinente*
> *caló el chapeo, requirió la espada*
> *miró al soslayo, fuese y no hubo nada.*

Seguir adelante

En el reino del instante no existe el futuro. Allí vivo, como he dicho, es un territorio inmensamente pequeño, no es extenso, pero sí hondo, hay que cavar, desenterrar huesos.

Escarbo en la parcela del instante, hocico cual jabalí. Aquí se dan constantes vueltas en círculo y se deambula mucho para oler rastros. El reino del instante es el reino de la enfermedad y del éxtasis. Es un reino pobre pero no miserable. En él todo es esencial. No existen las ofertas, esto resulta caro y a veces agotador, si bien las ofertas son signos de civilización, nos permiten vivir nuestros sueños a plazos.

Mientras perforo el agujero de mi sensibilidad o de mi síntoma, cruza algún pájaro a lo lejos, golondrinas o grajos sobre todo, me inunda la melancolía, me digo que ya nunca podré volar como ellos. Como ellos he volado alguna vez, he llegado a vivir la suspensión, la latencia. Antes sus afanes eran míos, su levedad mía, sus acrobacias como mías.

Ahora me digo que solo se me permite mirar por el ojo de las cerraduras, pero, claro, nunca se sabe, en el reino del instante todo cambia de continuo, este reino se adorna con una loca inconstancia, es una orgía de impermanencia. Es el instante, puedes llorar de gratitud o dormir con alacranes, pero si te programas una expectativa, la codicia de un futuro, solo tendrás una fotografía que se muestra de forma reiterada hasta el tedio. El futuro es ahora, el reino del instante, mis manos abiertas y vacías, me he de conformar con un rayo de sol o con caramelos chupados, todo vale. Por fin he llegado al planeta de los parias. Veo crecer la hierba:

«Así que no os acongojéis por el mañana, que el mañana traerá su propia congoja: baste al día su aflicción». Mateo, 6:34.

El reino del instante es un reino sencillo, la vida debe bastar, aunque a mí la vida nunca me bastó, siempre necesité la ficción. Ahora sueño con las palabras mías de cada día y sigo sin saber si la vida me es suficiente. Mi menú es la vida dentro de mí, o lo que queda de ella.

Busco
la miel en los labios
que toda vida esconde.

Y las palabras, siempre ellas, salvadoras. Algunas se me han ido por el canalón del cáncer, misteriosamente.

«Domótica». ¿Domótica? Domótica, por ejemplo. ¡Me asombra la facilidad con la que ha desaparecido esta palabra de mi vida! Otra es «palíndromo», que ya se sabe que es aquello que se lee de igual forma de izquierda a derecha o viceversa, pues apenas la recuerdo. «Oro» igualmente, tampoco me viene mucho a la memoria, tiene poco tono.

Así, frases enteras, expresiones, que se me han desportillado:

«Tráfico lento en la autopista de circunvalación del área metropolitana de la M-45».

Ahora esta frase no me interesa mucho. ¿Qué me puede interesar esa larga caravana, ese dato fisgón? Al fin, no pasará nada, tarde o temprano todos los interesados buscarán una alternativa donde se volverá a formar la consiguiente retención de tráfico en la M-46 o la M-47 y así sucesivamente. Y, mientras tanto, todos, para entretenerse, se hurgarán la nariz.

«Información», esta es otra palabra que ahora no me sienta, se me ha vuelto pueril, no sé, acumular información es ponerle arneses a la vida, tomarle ventaja, sustituir la vida por las noticias de ella.

No necesito información. Lo que necesito es un milagro, no información. «Milagro», si vierais cómo me sobrevuela esa palabra todo el tiempo.

Si vierais también cómo me emociono ante un plato de lentejas.

Me gusta especialmente la palabra «selva» y también «zoológico». Me emociona la palabra «fiera», esa vida que llevan, zascandila y frondosa. Quisiera para mí la vida autónoma del animal, toda su potencia, la violencia ciega de su deseo de vivir sin moratorias.

Ah, «hipogrifo violento», esta me fascina. Es de Calderón, de sus sueños, de su razón soñada.

> *Hipogrifo violento,*
> *que corriste parejas con el viento,*
> *¿dónde, rayo sin llama,*
> *pájaro sin matiz, pez sin escama,*

y bruto sin instinto
natural, al confuso laberinto
de esas desnudas peñas
te desbocas, te arrastras y despeñas?

No, no es importante ahora para mí la bella y heroica Rosaura sino el caballo, el hipogrifo violento quisiera ser, el mamut, el animal que tira a la amazona —Pentesilea herida— y se despeña, la bestia que se precipita, que rueda, la que se desboca piafando salvaje por encontrar un mañana donde rebrincar y pacer.

Pero miento, también quiero ser Rosaura, sí, la que hostiga y reivindica:

Mal, Polonia, recibes
a un extranjero, pues con sangre escribes
su entrada en tus arenas
y a penas llega, cuando llega apenas.
Bien mi suerte lo dice;
mas ¿dónde halló piedad un infelice?

Si el cáncer mata, la palabra salva y «cáncer» es una palabra que necesita del mito y del bestiario. La palabra «cáncer» necesita de un aullido lírico. Ay, la carne muerta dando honor a la carne viva. Y cuando afloja el dolor, deja pasar los diminutos acontecimientos del día, los microorganismos de paz y de rutina. Todo alcanza entonces su dosis perfecta de centro y periferia. Son los momentos de opalina, entonces me santiguo con pudor y recolecto palabras. Las deudas están saldadas.

Podría orbitar aún un tiempo sobre palabras o definiciones rimbombantes como «Fondo Monetario Internacional», pero entiendo que ese acrónimo es muy complicado, el FMI, necesitaría una larga y entretenida novela de piratas.

Antes y ahora

Escribir es una acción. Llevo y traigo mi enfermedad en una bandeja, como Antipas, el criado de Herodes que transportaba la cabeza de Juan Bautista en una bandeja. Después ya sabemos lo que pasa. Salomé baila. Yo no bailo, no soy Salomé, soy el criado que porta la bandeja.

El tiempo se ha roto por el eje. Antes y ahora. Antes y ahora, antes y ahora.

Pongo unas petunias en un vaso, me siento a mirarlas, solo eso.

Lo gratuito me ofrece el mayor de los consuelos.

La acción de escribir me es más necesaria que la acción de comer.

Comer es triste, la palabra se ha vuelto mi alimento.

Escribir palabras que hablan de cáncer para que no me coma.

Soy el lenguaje del cáncer, el que busca los rincones electrificados que dejan los iones y los protones.

Soy la palabra que poetiza el isótopo.

La palabra triste y la palabra alegre del pan duro.

Kilómetros y kilómetros de verbos.

Desmigar palabras.

Conquistar la paz.

Juego a comer yodo

Día de TAC. Todo es ahora la mitad de algo, nada es entero. Los surcos del dolor y su cosecha, la posible curación.

Día de TAC y posible antecedente de posible alergia al yodo. Premedicación. Tomo doce pastillas. Mi estómago es una rebotica.

Al llegar a la sala de las radiaciones, después de haber firmado dos veces mi consentimiento para morir, me insertan la palomilla de una vía por donde habrán de entrar las sustancias del contraste. Esas sustancias, a través de estímulos radioactivos, dibujarán colores y formas en mis órganos que declararán la actividad o el posible contagio y reproducción de la enfermedad en otras zonas. Dictaminan su desarrollo o la desaparición deseada.

«Son cinco minutos, cariño, enseguida terminamos, es una prueba corta —dicen los ángeles custodios—. Procura estar lo más quieta posible, respira cuando te digamos y no lo hagas cuando te indiquemos. Cuando falten treinta segundos para terminar, notarás que el líquido del contraste te entra por la vía. Empezarás a sentir un golpe de calor, sobre todo en el cuello y en la zona genital, enseguida pasará. Puede que sientas que te haces pis. No te preocupes, pasará».

Los ángeles custodios te custodian, te miran con compasión, están entrenados para hacerte menos amargo el trance. La habitación es muy fría. En las habitaciones que hay máquinas grandes y muy caras siempre hace mucho frío. A las máquinas costosas y grandes les sienta muy bien la caída de temperatura, viven bajo cero. Pido una sábana:

—¿Quieres dos? —pregunta un ángel custodio—. Aquí hace mucho frío.

—Dos mejor, sí, mejor, estoy desnuda, me he quedado sin mis escamas de sirena.

—¿Perdona? —dice el ángel custodio.

—Ah, no, nada, disculpa, no sé en qué estaría pensando.

—Ánimo —me dice Ara, que es el nombre del ángel y es sevillana y muy alegre.

Entro en el túnel blanco, un cilindro perfecto que acoge tu cuerpo que tirita. Entro desnuda, envuelta en sábanas blancas, los ojos cerrados para no ver el estrecho satélite en el que me voy metiendo. Me preparo para dejar de respirar cuando me lo ordenen. En cinco minutos habrá un golpe de calor. No sé si veré algún otro planeta.

Me concentro en la resurrección de Lázaro y en lo que sentiría al volver de la muerte, ¿verdaderamente él lo deseaba? Tocar gusanera y volver. ¿Con qué cara de palidez mortal te presentas a los vivos de mejillas coloradas que se rascan la cabeza y te miran incrédulos mientras manejan un mondadientes? ¿Volvió a ser de los suyos? Pobre Lázaro, maloliente y cubierto de harapos, boquiabierto aún por la visión del Tártaro, lo oculto, la cueva de los murciélagos, que decía Homero. Esa familiaridad con la descomposición de la carne.

¿Volvería a articular palabra? ¿Qué palabra?: «Dios mío ¿por qué no me has abandonado?» o «Dios mío, no me abandones en este espartal de huesos». ¿Volvería a ingerir alimentos, a caminar con sus hermanas, a acudir a la sinagoga, haría el amor, tendría hijos, o cómo sería su primer contacto con el agua? ¿Sería Lázaro solo una apariencia o volvió a tener órganos, estructura y sangre?

Escucho un burbujeo, empiezo a sentir un líquido que se introduce por mi brazo. Alguien ha abierto un grifo en algún sitio. Sea lo que sea lo que me están metiendo por la vena se me acumula en el cuello, la garganta me abrasa, inmediatamente después mi vagina es un horno, el calor en la zona es tal que deseo derretirme en orines. El corazón se me acelera, siento pánico. Soy una llama que se incendia a sí misma para siempre. Calor, calor, calor. Cincuenta segundos de calor, después todo para.

Mi corazón asustado se abre en dos como una fruta. Fabrico un universo paralelo.

Imaginemos. Ahora tengo en mi mano una botella de orujo, la agarro con fuerza y me la llevo a la boca, treinta grados de alcohol me van bajando, me van radiando a su manera.

El calor ahora es otra cosa, es un saludo al sol, algo se está celebrando.

Recuerdo veladas disolutas alrededor de una mesa, un grupo de personas regalándonos conversación y amistad. El deseo de hacer pis me ha desaparecido. El calor ahora no es enfermedad, es ebriedad, algo mucho más mullido.

—Cariño, ya está, ya hemos terminado. ¿Qué tal? ¿Has sentido mucho calor?

—No, el orujo era bueno. Mañana tendré resaca.

Los ángeles custodios me miran y sonríen condescendientes.

Mañana.

Oración de domingo

Quiéreme ariete de cenizas.
No te rindas aunque yo lo haga.
Sostenme los pies cansados,
esta fatiga que no lleva remitente.
Álzame como quien levanta el resto de un festín y
a los pies del altar
ofréceme y sonríe,
pues nada permanece en mí con tanta pasión
como el amor a la vida,
como la sed de esperanza,
como el hambre de mañanas.
Ampara este rayo sin trueno,
este deshabitado eclipse, una sombra que zozobra.
Ampara mi temblor en este domingo
de neblina baja.

Tiempo sin domingo

Ensordece el tiempo.
Fuera del tiempo todo es tiempo.
Veo caer los edificios de más de tres pisos, de más de
      [cuatro pisos, de más de cinco, de diez pisos.
Todo se derrumba menos los hormigueros.
Asisto al destemple de las campanas que repican.
Asisto, solo asisto.
Obedezco, solo obedezco
al agua derramada de los acontecimientos.
Mis constantes son de alarma general.
De un salto me levanto.
Doy unos pasos apenas contradanza.
El vértigo me humilla, mi cuerpo anonadado.
Quiero bailar, parlotear, aullar, balar.
Llena estoy de deseo de uvas y de besos.
El aire apenas me alcanza.
Mis tobillos hinchados bailan.
Quiero bailar, bailar, bailar.
Quiero ser mía,
quiero recorrer en círculo la montaña de mi alma.

Ahora sin siempre

Terminó la segunda tanda de pruebas y estoy a la espera del «estado de la cuestión». ¿Está o ya no está el visitante? ¿Habrá que operar? ¿Habrá que volver a la artillería pesada? Por algún extraño motivo ando ligera y optimista. No hay causa para ello. Busco a mi sirena y no la encuentro, fondea tanto que la pierdo de vista durante semanas. Es posible que ande achicando agua.

Mi sirena guarda secretos y conoce el lugar donde se esconden tesoros, viejas monedas de plata en el vientre de antiguos pecios hundidos. Esta sirena mía puede haber construido un refugio de esperanza sin mi permiso. En el fondo del mar una nunca sabe muy bien lo que está pasando.

Otra vez quiero bailar, bato palmas como quien ahuyenta demonios tristes que vomitan todo el tiempo, golpeo con el pie el suelo enfermo de mi vida. Quiero despertar mis alas, lavarlas, plancharlas, darles el vuelo de un perfume que recuerde al paraíso.

Dios-palabra, Dios-vida, Dios-incendio y luego sal y luego caricia-azul, Dios-misterio y luego nada y luego una encina donde descansan pájaros pequeños que pían sus cortejos. Dios-desierto, Dios-enigma, Dios-noche-cerrada.

Dios-tormenta-de-verano, Dios-relleno-de-zumo-de-melo-cotón. Ayúdame.

Los muertos

Un tiempo antes del diagnóstico le dije a un amigo que escribiría sobre los muertos, como si yo supiera algo sobre la muerte o sobre los muertos. Él me contestó, adivinando mi vanidad, que no creía que me hubiera llegado el momento, que esa hora no me correspondía aún. Inesperadamente se emborronó mi vida. Ahora habito un trampantojo.

Los muertos no me asustan. Los vivos sí. Los muertos son tullidos dulces amansados por el trance, despojados de toda expectativa. Les veo en sus cajitas, atusados como para su primer día de colegio. Los veo en la quietud de los tanatorios, algo falta ya en esa carne, algo falta, lo indefinible falta, lo que no pesa ni se mide, algo es, algo, algo, un aura, una potencia que anime esa pulpa mansa.

Los muertos son cajas dentro de cajas, son matrioskas rusas de mirada cerrada a cal y canto. Máscaras de ausencia. Me gusta mirarlos. Esa calma suya no me violenta nunca.

El resto del protocolo sí me incomoda, es enfático, sobreactuado casi siempre, se habla y se habla como quien rellena ceros, o se calla y se calla porque un murciélago se ha enganchado en la garganta o porque se han tomado estupefacientes y no se recuerda nada. Aunque nadie habla con lo que queda aún allí, con el cadáver caliente todavía. Allí están sus orejas, la ranura de la boca como una hucha, los párpados de papel-biblia, los pómulos convertidos en frutas de plástico, las hebras secas del pelo que ya no les pertenece. Nadie habla con ellos, con esas mieses secas.

Una imprecisa película de humo alrededor de la cabeza de los muertos compone fantasías, es una impresión, la misma que cuando se observa cómo se consume un cigarrillo en un cenicero. Siempre he mirado ese vacío con mucha atención, lo que asciende, lo que suelta lastre con la suavidad de la niebla. Los cadáveres sueltan algo cuando se dilatan o desinflan, un humus, los sedimentos acumulados que se desprenden y buscan amanecer de nuevo, un nuevo medio natural.

La ley de la gravedad ya no pertenece a los muertos, poseen una masa nueva que no cae, que levanta el vuelo como el relente de la noche y busca alunizar en otro suelo, encontrar otros volúmenes, más alejados en el espacio y en el tiempo, que les permitan unirse a la marcha general del cosmos. Los muertos buscan la celestialidad.

Pero mientras el cadáver sigue aquí, cómo no, desea que hables con él, desea contarte cosas de túneles y ráfagas intermitentes, de cómo sintió que se caía de la cama, detalles conmovedores o terroríficos que necesitan ser escuchados. Quieren decirte que hasta el último momento no se les abrió el paracaídas.

Y de lo que casi todos los muertos se quejan es de que el olor de las coronas de flores es exagerado.

«El perfume es demasiado fuerte —dicen algunos—. Me dificulta respirar. Ya sé que esto ya no puedo hacerlo, estamos muertos pero no somos tontos y yo soy un muerto muy reciente, soy un cadáver básico, por favor, un poco de respeto, todavía tengo muy reciente el perfume de la hierba».

«Mírame —dicen otros—. Mira lo que tienes delante de los ojos, mira, estoy aquí para que mires. Soy yo, tú serás como yo un día. Soy sencillo, ya ves, no soy la inmortalidad de la piedra dormida en un parque, no soy un busto ensuciado por los pájaros, tampoco estoy encima de un caballo mirando horizontes sangrientos, pero soy yo, a lo mejor he sido poca cosa pero mira, mírame, mira como yazco en la paz».

Una mujer muerta dice a una mujer viva: «Mírame, esto que ves es la cima de la ternura».

—Define «cima de la ternura» —dice la mujer viva a la mujer muerta.

—Cuando hay una escucha muy respetuosa —dice—. Eso es la ternura.

Los muertos no me asustan ni me parecen criaturas tristes, por el contrario, resuelvo con ellos mis dudas, las tristezas se me deshacen cuando leo lo que algunos han dejado escrito. Me regalan nuevos amigos con los que nunca podría haber alternado, una marquesa, un funcionario que solo habla en portugués, un liberal, un monárquico, un conservador, un republicano, horteras de mercería, preceptores, catedráticos libidinosos, vírgenes, insensatas como todas las vírgenes.

Me regalan versos, los versos heredados de los muertos que tantas veces me han dejado ciega, versos a los que tengo que volver una y otra vez porque no quieren abrirme la puerta durante la primera cita.

Los muertos en sus cajas y luego en la tierra y luego en la ceniza y luego en la memoria viva con sabor a leche recién ordeñada o a perfumes que se desencadenan de repente y te ocupan. Mi padre que huele a lluvia de verano, el puente que hay entre mi madre y el olor de la lejía, entre la tiza y el olor de mi colegio, entre el del río y mi primera menstruación. ¿Dónde está la frontera?

Sí, ya sé, ya sé, Proust y sus magdalenas, ya lo sé. Proust y su red de ferrocarriles hecha de clara de huevo y harina. Pero al menos podemos intentarlo. Además, creo que no fue la magdalena la que levantó todo aquel adamascado y pétreo edificio, fue el ritual del té.

Y luego está la frontera. La frontera no tiene color, la frontera es la de la muerte y es en blanco y negro.

En la frontera hay ejércitos de hormigas que cavan zanjas. Veo los agujeros y las zanjas que ocupan el espacio y el aire que sostiene las mañanas. Veo montones infames de amuletos. Veo las últimas maletas de nadie hacia ningún sitio.

Veo los amargos responsos, un expolio gris. La frontera es el reino de la cantidad, una orgía de números que lloran lágrimas sin iniciales. Por mi parte avanzo un poco más, toco algo frío, hablo palabras sin carne, hablo con los muertos sin saber lo que me digo. Tampoco sé muy bien lo que me digo cuando hablo con los vivos.

No puedo hablar de la muerte. No sé. La muerte tiene la costumbre de hablar con ella misma, de hecho la muerte no habla, ella es la dueña y señora de la deshabitación, no usa palabras, usa despojos, espacios de ausencia que chorrean en el corazón de los vivos.

Sigo mirando a las hormigas. También detecto peces bajo mis pies, peces demasiado quietos. La línea de flotación de ese lugar es muy escasa y me arrastra hacia el fondo. Los barcos navegan sobre mi cabeza, no escuchan mis balbuceos ni mis gritos que ascienden en burbujas. Todo es agua.

No se me aguantan las palabras en la boca, me ahogo, se ahogan conmigo. La costa se aleja. Los peces escriben epitafios, me hundo. Habito un mundo sin semillas.

Habrá cirugía. Segunda caída

Desde que empezó la radiación se ha producido un extraño cambio, las palabras se me bajan de la cabeza a la boca y tienen prisa por saltar a la página como bolas de colores. Se han olvidado de la policía del Sí y el No, de la censura y de la opinión de lo correcto. Ya no escuchan al tribunal de hombres justos que severamente husmeaba mis líneas.

¿Alguien sabe en qué país habita lo Correcto? ¿Es en un país llamado Arquitectura? ¿Se encuentra en el archipiélago de los Cálculos? ¿En las columnas del Código Civil? La palabra no se entrega de ese modo, no quiere ser calculada, la palabra se revuelve, pelea o se deshace. Y ahora me dicen que quieren bailar desnudas, que ellas tienen que curarse de muchas vidas arrastrando sepulcros y me tientan. Dicen que me deje hacer.

—Pero usted de qué escribe —me pregunta un miembro de la policía del Sí o el No. Un alto cargo.

El pánico me posee. Mi autoestima es una porcelana que hace equilibrios en el filo de una estantería.

—Mire, yo no escribo —le respondo—. No escribo, soy la escrita. Me siento en una piedra con mi cestita, con el pan y con el queso y espero que el manantial abra la boca.

»Si bien no consiento que las palabras se vuelvan autónomas del todo, no, eso no. No soporto las palabras caprichosas, consentidas. No soy médium, formo parte. Ellas no están solas, mi propio corazón está con ellas, con el Nombre que duerme su sueño inacabable y ellas, a su vez, también traen su cestita, su gramática, su música, su ley. Escribo del Nombre —le digo al coronel.

—¿Y eso qué significa? —pregunta él—. ¿Hay carreras de coches?

—Si usted quiere —le digo.

—Sí o no. Responda.

Soplo sobre él y se deshace como un *diente de león*.

A veces hay que tomar importantes decisiones, esas figuras no tienen consistencia, nunca son fecundas.

Me comunican que habrá cirugía. Vuelvo a mi infancia.

—Defina «plenitud».

—El frío de la infancia. Es un frío pleno. A los cuatro años una niña es una niña plena, plena de infancia y plena de frío de un invierno antiguo que cala los huesos, los muslos, las rodillas que van al aire, un frío que duele y cosquillea al mismo tiempo, un frío que atraviesa la bufanda y las manoplas, un frío que nace para esa niña en ese instante.

Cogida va de la mano de la madre. La mano de la madre para una niña de cuatro años es la plenitud. Puede sentir su calor como un río siente la medida de su cauce. El frío de la infancia es plenitud y la mano de la madre es plenitud y la niña de cuatro años se rebulle en su concha sin temor porque sabe que, si se cansa de caminar o si se aburre, la madre la rescatará del suelo y ella podrá tocar las primeras ramas de los árboles y será la reina pájaro columpiándose entre las ramas de los árboles y los brazos de mamá.

La madre, la niña de cuatro años, sus manos entrelazadas

y una mañana de invierno son el pleno descanso de un afán, el reposo de una fiebre, una plenitud.

—Plenitud son castañas asadas y juegos.

—Plenitud también es un plato de sopa de gallina hasta los bordes.

—La plenitud también es cuando a la pobreza le llega un saco de carbón.

Decía que habrá cirugía. No sé si también habrá ileosto-mía-colostomía. No sé.

Aún tengo algunas funciones antes del día de la operación, no vivo ya del todo ni tampoco acabo de morir. Tenía pendiente hacer, después de meses, las últimas funciones de la última obra que he representado, *He nacido para verte sonreír*. En Canarias, rodeada de mar, a 23 grados de caricia solar. Y el escenario.

El escenario de un teatro es un vientre abierto. Cuando actúo me dejo morir, me deshabito para encarnarme en otra. Juego.

El planeta teatro es generoso en componentes aéreos que facilitan la vasodilatación, las tiroxinas, epinefrinas (adrenalina) que excitan el sistema simpático, aumentan la frecuencia cardiaca. Me hace heroína de mi propio corazón.

El genoma del teatro es más denso que un genoma normal, es rico en plasma, hormonas y neurotrasmisores. Todo ello es lo que se te regala en el espacio-tiempo de un escenario. El escenario cura.

En un escenario yo me ocupo de mi mente, de las palabras que he de decir, de la generosidad con la que me doy o no me doy al personaje, de la estética que despliego en cada gesto, de la ética en la que me posiciono con el personaje al que doy vida, de mi avaricia de miradas del público me ocupo yo.

Mi terror pequeñoburgués, mi vanidad pequeñoburguesa han de quedar encadenados en un escenario. Es obligado entrar cn la llamarada, en un vacío en llamas y no quemarte.

En el escenario eres el Tuffatore, el nadador de Paestum. El cáncer sigue su camino, pero en el escenario no me manda, en el escenario mando yo. Rasgo el aire, araño lo escondido y lo probable. Acaricio la medusa, el velo, la potencia que reina en lo invisible. En el escenario se despliega la partida, se juega con cartas que otros no pueden ver, el público ve lo externo y tal vez perciba la energía interior, pero lo que no puede ver es la galaxia que se dibuja en cada representación: mapas, imágenes, música, recuerdos, decisiones, movimientos, sentimientos, pensamientos…

Y te las ofrezco a ti, a vosotros sentados en vuestras butacas, crédulos y esponjosos, expectantes frente a la máscara y la sombra, ingenuos ante la traición, ante el amor fugaz o tendencioso, a vosotros que estáis ahí, frente a mí, buscando un vigor nuevo. Crédulos frente a lo que acaba de empezar, frente al dolor, frente al ramo de rosas o un árbol de mentira, frente al rastro de sangre o las coronas de los muertos. Escandalizados con la intimidad, la felonía, la lascivia o el éxito y sus cencerros, aceptando nuestra proposición, es decir, nuestro rumor de inmortalidad. Ahí estáis, recibiendo el grito, el susurro o la promesa de los dioses.

Y yo aquí, frente a vosotros, suspendida en esta nave espacial. Orando, orando, orando.

En el planeta teatro se culmina lo inusual, una mezcla de realidad y ficción. Si yo creo, tú crees, y si tú crees, yo creo, como en el templo, a través de la virtud de la creación compartida en un acto de confianza suprema y mutua, para ascender juntos hasta el vértice de una eucaristía.

A veces sucede.

Quirófanos

El cáncer huele a carne quemada, la que puede desprenderse de mí como lasca de piedra común.

Un quirófano en una habitación fría con objetos que se hincan, que cortan y abren lo cerrado, que separan y redistribuyen los órganos. Es sangre derramándose sobre mi conciencia dormida y mi alma atontada por el éter. En los quirófanos hay manos hurgando en la intimidad de mi esqueleto.

Después se recoge todo lo esparcido, se enfaja la piel, se grapa con lañas, se tirará lo que sobra (hasta dónde alcanza la raíz de la secuoya) y con suerte estaré de nuevo viva.

Al despertar me dolerá la vida y los puntos. Y me dirán, sabré si ha habido amputación.

Los anestésicos caducan, terminas por despertar, acabas por abrir la boca, los orificios de la nariz y los pulmones buscando el aire. Sabré si hay limpieza, orden y cauterio, si han acabado con el ganglio enardecido, con lo tuberoso, la escrófula.

Me habita la inquietud de un avispero.

« ... volver a ver tu rostro mañana **»**.

No sé si querré seguir. No es una amenaza, no hay drama en esta posibilidad, la contemplo como quien repasa las cuentas de su casa. Habito un cuerpo, esto sé, vivo gracias a un cuerpo que uso y me transporta, desconozco todo de él y no acierto a imaginar cómo vivir con un cuerpo que tiene un dragón dentro: «¡Acabaré contigo!», me dice. Sucumbo al miedo, a su sedimento pardo, al sabor agrio de la muerte.

Porque la muerte desapacienta la vida, hay que estudiarla con primor, muy de cerca. La muerte es un crimen, una cruz y no hay tiempo para estos estudios tan largos. Ahora todo es ahora. Algunos poetas le prestan atención:

En mi principio está mi fin […]
los viejos deberían ser
exploradores, aquí y allí,
no importa, debemos quedarnos quietos
y movernos hacia otra intensidad
para lograr mayor unión, una comunión
más profunda en la fría desolación oscura
entre los gritos del viento y la ola
en las aguas inmensas del petrel
y la marsopa. En mi fin está mi principio.

«East Coker», *Cuatro Cuartetos*, T. S. ELIOT

Diré mis versos

Un volumen de amor no asociado,
volumen que vibra ante cualquier cosa,
mineral, vegetal, animal,
pasado, presente, futuro. Pues fui sirena
y viví abajo, muy abajo y mientras me asfixiaba
el agua me dijo su nombre.
Me llamo Amor,
soy una verdad multiplicada,
más larga que la muerte y todos los poetas me desean.
Aquí tienes mis alas, te las presto, aquí tienes
mi color enardecido, mis ojos ciegos.
Cae una nieve de ojos pequeñitos,
una nieve de escandaloso silencio.
Cae el telón.
Lágrimas, concededme el perdón.

Homenaje.
Semblanza de pintura holandesa

Sí, he mirado muchas veces esos cuadros y sus variaciones, es el mejor de los espacios para transcurrir por la vida en este momento. En la pintura holandesa son muy comunes estos interiores. Todos lo recrean, todos buscan alimentarse de esa habitación vacía, de esa mujer sola, singular, ensimismada, con un libro en la mano o con puerta o ventana entreabierta contemplando un afuera que se adivina hipnótico y ruidoso.

La luz, buscona, una flecha que penetra enviada desde el cielo, busca el cuerpo de ella, puede que busque hasta sus pensamientos, siente envidia y quiere introducirse bajo su delantal azul, intenta ayudarla a entender, con el corazón traspasado, lo que está leyendo, intenta que vea lo que está mirando.

Pocos muebles, algún secreter o rinconera, el ángulo de un cuadro en la pared o de una alfombra cercana a los pies de ella, solo un ángulo, las cosas enteras no son necesarias en esta narración, su apunte tan solo. Tiesto o jarrita con flores en la repisa, toda está posado, es la suspensión de la atmósfera lo que secuestra el ojo.

Todas esas mujeres saben que son miradas, lo saben y no

obstante no se alteran, el mundo no alcanza a robarles el bálsamo de quietud en el que andan flotando. Unas aparecen de frente, muchas veces de perfil o de espaldas, todas ellas llevan el pelo recogido en caperuzas blancas. La escena siempre está acompañada por la respiración de un perro que dormita enrollado sobre sí mismo, igual que el alma de la que lee está enrollada en la fascinación de una vigilia entre dos mundos.

Cada una de las cualidades del silencio es allí bien recibida, el chasquido de la madera que cruje, un rebullirse inesperado del perro, el murmullo del papel al pasar las hojas del libro o a lo lejos, filtrándose por la ventana o la puerta o la chimenea, murmullos lejanos, el trastear del puerto o la lonja que canta la subasta de la pesca o que grita el mercadeo.

Se escucha el juego con canicas de los niños, los carromatos rodando sobre el empedrado mientras que, en la habitación de la mujer circunspecta, siempre vence lo amortiguado, un ambiente de mercurio al que no roza la barahúnda. Todo se suspende en una serenata menguada, en un *sotto voce* de la luz que corteja al alma en secreto.

Algunas, las más mayores, ya no miran ningún libro ni tienen curiosidad por el horizonte que vuela más allá de la ventana. Sus manos descansan vacías sobre el regazo, una mancha de color carne reposando sobre lo definitivamente negro del vestido. Las espaldas, los cuellos curvados, la inclinación de todo el cuerpo, la mirada dirigida hacia sus manos desocupadas, todo acusa el abatimiento de la vida, cuerpos cóncavos, semiesferas que van cerrando su círculo. El fuego encendido, alguna chocolatera en una mesita cercana, o el cestillo con las agujas de tejer y unos ovillos.

La luz que atraviesa las cristaleras es ahora más opaca, más lechosa, es una luz que no entra tan adentro en la estancia, que ya no busca tanto la figura respetándola en contornos más difusos. Ahora la alumbra desde atrás y no pone en evidencia la neblina de sus ojos, el agotamiento, es una luz que quiere acompañar a la mujer absorta sin perturbarla.

Todo el fulgor viene ahora del vientre de la chimenea cuyo fuego ha sido captado en un repunte, en un crepitar de la llama que arrastra la memoria hacia otras tardes más jóvenes, quizá tardes de risas y cuerpos desnudos bañándose en los ríos o las acequias.

El perro sigue ahí, pero es otro perro, una perra, hija de otros perros, adiestrada igualmente en un respirar profundo de reposo y compañía.

Qué quieta está la vida en ese mundo, qué viva, cómo alienta y permanece, nadie va a ningún lugar ni viene de ningún lugar. Me gusta estar en ese sitio, en la extensión doméstica de los colores otoñales de la tierra, en ese recogimiento amortiguado desde el nacimiento a la sepultura.

En estos cuadros nunca hay huellas de sangre, todo es una promesa de tranquilidad frente a la muerte como si esta no fuera violenta ni aparatosa y siempre se produjera en compañía de alguien. Es esa contención calvinista que se traga cada gesto, cada imagen lacerada y que solo espera, tenaz, bajo la mirada huraña de la eternidad.

Me gusta estar ahí, sí, en esos interiores que guardan el secreto del descanso perpetuo, que custodian los sueños entre las hojas secas de un libro.

Desde luego, Metsu, Vermeer, De Hooch, Elinga...

Deja que haga la tierra

Sí, la tierra me ayuda a sobrellevar el sarcoma, me pesa menos cuando hay sol, el sol atrae hacia sí parte de la carga. La brisa si es ligera también me aporta un rumor de esperanza. Si mi atención está oscura y revuelve y revuelve entre las ruinas, es importante que los pájaros se pongan a chismorrear y me distraigan, sí, así hacen que un luto se me vaya de la mente.

Me va bien lo cesante, la lentitud, el paréntesis ocioso, incluso ser charco me va muy bien, ser lo quieto y que se refleje en mí todo lo que existe. Otras veces me va bien la hierba, su brote espontáneo, el que se abre paso entre las piedras, el que está a lo que le den. Ser rizoma me gusta, no lo despreciemos, aferrarse a lo subterráneo, a lo hondo, crecer hacia abajo indefinidamente y que la vida brille por encima.

Cuando se va todo el dolor (pocas veces) entonces soy cielo y me estoy ahí reposada acariciando mi bonito vestido azul. Soy azul cielo que es como ser siesta o una conversación sosegada con lago y merendero cerca y el frescor de los limones bajando por la garganta, ser así, sin más, sobrepasada de deseo, de piedad y de abrazos muy largos.

Cuando soy cielo también quiero ser pararrayos y proteger a la humanidad de todos los dolores. Pero cuando aprieta de nuevo el daño soy otra vez oscura, insecta e impaciente, el rostro de mi prójimo se vuelve de nuevo hostil y no confío en nadie.

El dolor me hace sospechar, me vuelve sospechadora.

«¡Hola! Tierra, ¿estás ahí? Quiero apretarme contigo, sentir tus gemidos de colores y tus sollozos de rocío, aprovechar todo de ti para vivir y darte honra.

»Los árboles se hacen grandes para ti, los pastos, frescos para ti, los animales pasan la lengua sobre tu herida y se apacienta la sequía. Y cuando ya no puedes ofrecer más, te rompes y creas los volcanes como ubres de fuego y todo lo calcinado se vuelve útil para el alacrán. O cuando tus lágrimas son muchas y diluvias, los estratos se limpian y capas y capas de deshechos fósiles son arrastrados hacia el hondo océano caliente y lo submarino se alimenta.

»Todo, todo te limpia, nada te malgasta ni rompe el ciclo de tu fertilidad.

»¡Oh, tierra, déjame apretarme junto a ti y encontrar un sentido y un lugar para este apocalipsis!».

Una pregunta urgente se suscita. ¿Y quién es YO?

Nunca supe qué, quién es YO cuando lo nombro, aunque desde muy pronto necesité que se me tuviera simpatía, que se me mirara con simpatía, que se me diera un sitio. Hice un YO para despertar la simpatía.

Mi peor pesadilla: no ser visible, ser borrada, apartada, que los otros no me vean. Ese es todo mi YO, un reclamo, manchitas pintadas en las alas, buscar esa mirada.

Las diferentes máscaras del YO que he ido acumulando tienen un objetivo, ser vista e incluida. Pero la necesidad se hace más grande que aquello que se necesita y termina por no reconocer lo que la motivó. La costumbre de la necesidad lo ocupa todo, tanto que, una vez conseguido lo que se necesita, ya quema en la mano, la costumbre se impacienta y se adelanta hacia un nuevo apetito por la costumbre de necesitar, no por la necesidad en sí.

El YO se vuelve hambriento, es la crecida de una necesidad que se desborda. El YO se vuelve indigente, es un YO rodeado de un desierto de déficit.

Ahora, en la enfermedad, no me encuentro el YO, está resultando ser un mal amigo para secar mis lágrimas. Me dice que no tiene tiempo y está tan distraído con sus propias demandas que nunca se da cuenta que necesito un pañuelo para sonarme la nariz.

También le pasa con el amor, el YO se queda embobado. El amor no necesita al YO, necesita el Tú, el Ti, el Contigo. En realidad, el amor no necesita nada, como va engolfado de deseo, se convierte en una lengua de mar. El YO al amor se le queda pequeño.

En definitiva, en la intimidad el YO sirve de poco. Tampoco ayuda mucho en la acción. Cuando le digo:

«¡YO!, ayúdame a quitar el polvo que hay debajo de la cama» o «¡YO!, ayúdame a preparar macarrones».

Siempre recibo la respuesta de alguien que no tiene boca, ni manos, ni tampoco piernas para correr detrás de un ratón que ha hecho nido en la cocina. Este YO de la acción es flojo, es un YO inconsistente, el amigo imaginario de un niño al que aún le asusta estar solo en una habitación oscura:

> « YO —le pide el niño al amigo imaginario—, cuéntame el cuento de la cima de la montaña que, como siempre mira hacia arriba, cree que la sostiene el aire y no la tierra ».

Lo cierto es que observo que al YO le gusta mucho peinarse, dejarse las uñas largas, acariciar gatos muy lentamente y posar para los fotógrafos en las terrazas. Tiene un no sé qué de talento social que le agradezco. Qué buenas veladas hemos pasado cada uno por su lado en el país de «siempre llueve a gusto de todos», aunque el YO lo disfrutaba más, todo hay que decirlo, por mi parte en esos actos me suelo entregar a la bebida, espero algo que nunca llega y siempre estoy queriendo quitarme los zapatos.

Pero sobre todo el YO me produce horror cuando le veo deslizarse hacia la masa, el YO-MASA, ese que se emborracha del NOSOTROS o de LOS NUESTROS como si se tratara de un ejército contra el ejército imaginario del VOSOTROS o LOS VUESTROS, «esos vosotros, equivocados y fallidos, los que portáis leyendas opuestas a las leyendas de mi pandilla, de mi barrio, de mi noche, de mi miedo».

El YO-MASA olvida siempre que la verdad se compone de cristales pequeñitos manchados de sangre y que esa sangre solo se aporta individualmente.

Me produce un estremecimiento de hastío ese *argumentum ad nauseam* de la repetición de rostros y consignas en donde el YO-MASA encuentra la excusa para una supuesta acción política cuando lo que busca es calmar el propio desasosiego.

Es ahí donde el manipulador de títeres encuentra su lugar y su turno y se inicia entonces el viaje de la venganza ciega y general.

Frente a ello lloro y me desnudo, muestro mi cicatriz intransferible (no hay dos cicatrices iguales), mi deseo es exhibirme en común, no en masa, en común, con base en esa buena voluntad, esa que se saca con tanto esfuerzo de la ética como quien saca agua de un pozo.

Esto no es un pensamiento abstracto, esto sucede cuando intensamente, por un túnel oscuro en una noche sin luna, avanza de pronto la masa con canciones y banderas...

« Los totalitarismos acechan cuando lo jurídico, lo económico, lo científico

```
o lo pedagógico se vuelve político,
cuando un único haz de luz conmina,
ordena y se pronuncia sobre lo colec-
tivo solamente, no lo común, sino lo
público y colectivo, solamente》》.
Hannah Arendt dixit
```

Yo ahora con mi cáncer voy sin cabriolé. Individualmen-te. Soy un caballo desasido que disfruta del prado y da coces mientras el aire me cosquillea el lomo. Ahora voy sin YO, sin NOSOTROS ni VOSOTROS, libre para hacer de mi ci-catriz un cuento inacabable, libre para soñar que la historia no me impone un destino inexorable, el destino cruel de muchos YOES amenazantes, izando hachas, silenciada ya toda palabra, transformada en un aullido.

Que así sea, que la historia no nos imponga nunca su destino inexorable, que nos deje nuestra ración, nuestro res-quicio, nuestro resto.

A punto de láser y cuchillo.
Imaginaciones

Continúan las radiaciones y la sangre sigue con el grifo abierto. Ya hay callosidad en las venas y la aguja tiene que hincarse más. Hay que saber si las plaquetas son suficientes para detener hemorragias, si están ágiles para coagular, para reparar los vasos sanguíneos que el bisturí se lleve por delante. Hay que saber si los pulmones están secos, si no han retenido bolsas de agua, si el corazón resistirá el impacto.

Hay corazones asustadizos, el mío lo es, puede que cuando la anestesia suspenda la conciencia, mi corazón lo interprete como que la vida se ha detenido y se sienta inútil y se deje morir, hay que mantener las constantes vitales, advertirle al corazón que la parada no es definitiva, que es un ensayo.

Para mantener las constantes vitales del corazón no hay nada mejor que contarle una historia. Tendré que recordárselo al anestesista, le pediré que mientras manipulen mi cuerpo dormido, desde el ectoplasma hasta el último rincón, le diré que mientras lo estrujen, lo abran y lo corten que, por favor, primero, no hablen en voz alta ni enciendan la radio y después le pediré al anestesista que me cuente una historia, cualquiera, una que empiece tristemente pero que tenga un final feliz.

Tengo miedo. Tengo el miedo que tiene el ciervo en el arcén, los coches pasan a demasiada velocidad y él se ha perdido, ha dejado atrás el orden que el bosque le proporciona, las señales que le guían y que él conoce por haber nacido allí, en el bosque. Ahora en el arcén, una zancada más allá, una zancada más acá puede reventarlo todo, le atropellarían. Hay borrachos que conducen camionetas rojas.

Tengo el miedo de la cierva expulsada del paraíso. Estoy tensa. Huelo mi cuerpo y huele a miedo, huele a corral. Así huele el aliento de mi perro cuando teme ser abandonado, un olor agrio, una mezcla de terror y violencia.

También puedo decirle al anestesista que me lea este poema mientras me duerme:

En tanto que de rosa y azucena
se muestra la color en vuestro gesto,
y que vuestro mirar ardiente, honesto,
enciende al corazón y lo refrena;

y en tanto que el cabello, que en la vena
del oro se escogió, con vuelo presto
por el hermoso cuello blanco, enhiesto,
el viento mueve, esparce y desordena;

coged de vuestra alegre primavera
el dulce fruto, antes de que el tiempo airado
cubra de nieve la hermosa cumbre;

marchitará la rosa el viento helado.
Todo lo mudará la edad ligera
por no hacer mudanza en su costumbre.

Puede que me responda: «Ah, claro, es el "Soneto XXIII" de Garcilaso de la Vega, es mi favorito, lo conozco de memoria». Bueno, con un anestesista nunca se sabe.

Dioses, antipáticos dioses

Me acongoja la cólera, odio a los dioses, su poder omnímodo, esa facilidad que tienen para orinar desdicha sobre la humanidad. Ellos han quebrado el gran pacto, el que a mi alma le ha llevado años manejar, el sensato trato entre el destino y la voluntad. Ellos han roto lo ecuánime.

Ahora ni siquiera tengo fuerzas para planchar, para abrir una botella de vino o para seducir a un hombre. No encuentro ganas para hablar. El destino ha vencido y estoy furiosa.

¡Pájaros, acudid, venid a cantar a este árbol,
el inmenso árbol del cáncer cuya sombra
ha cegado mi alegría, cuya noche oculta mis sueños!
¡Pájaros, venid,
ayudadme con vuestras canciones a olvidar la ira!
¡Dadme días de alivio luto,
atenuad los surcos de mi desdicha, dulcificad
mi rostro, derramad vuestra tonada,
regaladme madrigales, apaciguad mi ánimo!

Tengo miedo. Entraré en quirófano y me abrirán. Sombras y fantasmas manejan las apuestas.

Mientras tanto, mirar por la ventana

Domingo. Hoy el día es una bola de billar, liso y redondo. El magnolio balancea una de sus ramas cansada de la lluvia que cae desde hace varios días. La luz no encuentra por donde penetrar, tan gris es la atmósfera, es ausencia lo único que se registra. Todo aparenta dormir sobre sí mismo. Casitas cerradas sobre sus habitantes. Interiores entregados a la pereza o la melancolía.

A lo largo y ancho del planeta habrá otros puntos populosos, hormigueros humanos llevando y trayendo cosas, la supervivencia entre las manos. El claxon, el regateo, el bullir de los fuegos, el chorro del té, la llamada del muecín, el bisbiseo, el rezo, el llanto del niño que reclama leche sentado sobre el barro, que echa de menos el pezón de su madre. O de pronto, la escaramuza, el intercambio de balas, razias imprevistas que interrumpen la secuencia de la vida, que la secuestran detrás de puertas atrancadas, ciudadanos temblando frente a los muros.

Otras vidas, otros sacrificios. Qué extrañamiento el de la vida y su contaduría.

Quiero dormir, abrazar la pasividad letal, formar parte del presonido, de la prelactancia, ser una bola de algodón pregenital.

Soltar. Caer. Que nadie me reclame una deuda ni una tarea ni una causa, que nadie me hable de metas o me imponga una ideología, que no me obliguen nunca más a rellenar una casilla, cursar un expediente o firmar un documento.

Dormir, vencerme, entregarme a la ley de los vasos comunicantes en un reposo líquido e indistinto frente a los aconteci-

mientos. Yacer hasta aprender a traducir el epitafio de mi tumba: «Ya soy digna de que entres en mi casa. No te demores».
Mientras tanto colecciono tréboles de cuatro hojas.
Mientras tanto compartamos a Rubén Darío («Lo fatal»).

Dichoso el árbol, que es apenas sensitivo,
y más la piedra dura porque esa ya no siente,
pues no hay dolor más grande que el dolor de ser vivo,
ni mayor pesadumbre que la vida consciente.

Ser y no saber nada, y ser sin rumbo cierto,
y el temor de haber sido y un futuro terror...
Y el espanto seguro de estar mañana muerto,
y sufrir por la vida y por la sombra y por

lo que no conocemos y apenas sospechamos,
y la carne que tienta con sus frescos racimos,
y la tumba que aguarda con sus fúnebres ramos,
¡y no saber adónde vamos,
ni de dónde venimos!...

Otra palabra perdida: «virtud»

Antes la palabra «virtud» era habitual en las novelas, ya no. Aristóteles, en su *Ética*, dice que tiene un significado civil, que se aprende con la enseñanza o la virtud espiritual que se vive con las buenas costumbres.

El caso es que digo virtud y actúa sobre mí, creo que ahora lo llaman fenómeno performativo. No sé. La siento recorrer mi sistema como el líquido de una transfusión de sangre, me despeja el pesimismo, borra las imágenes mortecinas que poco a poco me han ido poseyendo: fosas, la noche, la naturaleza o animales salvajes.

Ahora soy brutalmente física, pero mi carne inmaculada se ha rasgado como una vieja carta de amor. La enfermedad ha tomado la corona de hojalata y galopa hacia su abismo, hacia el rigor de la frontera mientras huele la muerte alrededor.

La palabra «virtud» me apacienta, me devuelve la naturaleza cultural, me hace lenguaje y me da otro rango que puedo respirar, me pone sobre la pista de una categoría moral más allá de la superstición y el instinto, más allá de la jerarquía de la fiera, más allá de una supervivencia hecha de gestos simples, mecánicos, sucesivos. Sí, más allá de la maleza encadenada del vivir y del morir, más allá de la consigna genética de la reproducción.

Todo es vida, sí, esferas comunicantes. Todo es abrazado por una geología que no atiende a razones. Ciclos y ciclos que comienzan y concluyen, la vital naturaleza que viaja de la cumbre al estercolero. Vida natural que no habita ni entiende nada excepto su propia esfericidad. Ay, vida, vida, cómo te amo.

Qué paz me proporciona ahora la palabra «virtud», su sonoridad me encamina por siglos y siglos de senda recorrida, de humanidad encandilada con la utopía, el ideal, la quimera.

Virtud: «Disposición de la persona para obrar de acuerdo con determinados proyectos ideales como el bien, la verdad, justicia y belleza». En griego, «*areté*», que tiene que ver con la excelencia. También se la relaciona con la búsqueda del término medio.

Mi naturaleza cultural se configura con el placer de nombrar «virtud», me otorga la facultad para crear, me asemeja a Dios. Pongo atención en ello y arrimo mi boca a otras palabras para que aviven mi memoria, por ejemplo: «amanecer» o «lilas» o «trigo». Se me cuela «ubérrimo» y también «esperanza».

Palabras que me ayudan a recuperar la voluntad de vivir más allá del instinto autónomo que la vida trae consigo. Me ofrece la cualidad, la textura del arte, esa es la naturaleza cultural, la que supera leyes mecánicas, la arquitectura, por ejemplo, es cultura porque suspende la ley de la gravedad.

El perdón es muy sofisticado, es cultura porque rompe la ley de la causa y el efecto.

También me gusta la hectárea o el kilómetro porque acotan lo natural ilimitado…

Lo que no entiendo, culturalmente hablando, claro, es que el pie de una mujer pise una serpiente. A quién se le ocurriría. Pobrecilla. La serpiente y la mujer, claro. Yo no podría, qué miedo. No podría ser, las serpientes se revuelven. A lo mejor es la misma serpiente del árbol del paraíso, alguna nieta suya. Qué pena también no poder comer manzanas, con lo ricas que están.

A mí aquella mujer que pisaba serpientes siempre me pareció más una mariposa que una mujer. Está suspendida, a lo mejor es un sueño piadoso, seguramente, de algún hombre antiguo al que le daba miedo el cuerpo de aquella mujer, aunque el pie siempre les sale muy bonito cuando lo pintan. Es difícil de entender.

Esperando el cloroformo

Me adentro en la sombra,
en la risa rota que nace en la boca de las gárgolas.
Observo cómo se abraza la soledad a sí misma.
Observo los agujeros negros,
la antimateria y la fugacidad de los cometas.
Observo el desdén de la noche y cómo se derrama
                    [lo inerme por los bordes.
Me asombra la firmeza del tumor y la quietud
de la vida que lo sostiene.
A través del amor, a través del amor.

—Defina «amor» en esta hora suya.

—Una intensa febrícula.

—Todo es merecedor de la mirada del amor, de su esmero y vigilancia.

—El amor escribe muy despacio.

Y todavía queda la esperanza, otra palabra amanerada y confusa en esta hora. La esperanza, la que se me rompió el día del diagnóstico pero que aún intoxica mi voluntad secuestrada.

A la esperanza, si le robas la voluntad, se vuelve una limosna humillante.

La esperanza de mi esperanza habrá de ser la esperanza del sentido, así combato la enfermedad, así encuentro la dignidad de existir frente al dolor de vivir, buscando un sentido.

Mientras tanto me perderé en el amor del señor Quevedo:

> *Cerrar podrá mis ojos la postrera*
> *sombra que me llevare el blanco día,*
> *y podrá desatar esta alma mía*
> *hora a su afán ansioso lisonjera;*
>
> *mas no, de esotra parte, en la ribera,*
> *dejará la memoria, en donde ardía:*
> *nadar sabe mi llama la agua fría,*
> *y perder el respeto a ley severa.*
>
> *Alma a quien todo un dios prisión ha sido,*
> *venas que humor a tanto fuego han dado,*
> *medulas que han gloriosamente ardido,*
>
> *su cuerpo dejará, no su cuidado:*
> *serán ceniza, mas tendrá sentido;*
> *polvo serán, mas polvo enamorado.*

Apunte sobre mi perro en una pausa

Mi perro siempre se pone muy chulito cuando está con otros perros, en manada le he visto pavonearse. Es todo un carácter, atosiga a las hembras, quiere montarlas, acucia a los machos, su micción es el diseño imaginario de una ciudadela, delimita su territorio, se somete o se impone, busca el mando. Pero frente a mí mi perro se deshace, no tiene jauría, es leal y zalamero, mi perro me bebe a cucharadas, aunque a veces muestre sus pezuñas o tiemblen sus dientes conteniendo la mordida, para él soy lo imprevisto y se somete.

Me apabulla su presencia, es radical, en su ser de perro está el que fue, el que es y el que será. Mi perro es vivaz y vive la totalidad, es un Cuarteto de Eliot. En mi caso, soy distinta, siempre estoy fugándome.

«Oye, hermano perro, ¿cómo haces para que tu dignidad no precise galardones?».

Sigo esperando

Los días pasan muy despacito, en carros lentos, en sesteantes surcos. Mi dolor mejora, necesito menos medicación. Olvido la pena, me imagino saludable.

Es un paréntesis, lo sé, pero no importa. Volverán a proponerme quimioterapia, habrá secuelas, desafíos cuyo rostro todavía no conozco. La vida seguirá y yo a su lado con mi merma, con mi conciencia de la muerte recién estrenada.

Pero en estos días lentos de la espera juego a pensar que no tengo cáncer, que ha sido una visión del infierno para que pudiera entender alguna maestría del oficio de vivir. Me entretengo con la memoria de gráciles veranos. Mis labios sueñan con besos de chicos inexpertos que no aciertan con la pasión y tiemblan o muerden, desconsideradamente, muchachos que huelen a cuero, a carne cruda o a animal sin dueño. Mi cuerpo se amujera y a mis labios se les borra el polvo del camino.

Los dioses de pronto se vuelven benévolos, iluminan la noche y adornan las plazas con cadenetas, trazan en el cielo sus senderos eternos y se escucha un disco. La luna se hincha, se vuelve descarada y él y yo corremos cogidos de la mano, buscamos un portal, un callejón, un poco de césped, corremos a regocijarnos en lo oscuro.

Me despierto. La cama está vacía y solemne. Hay luna llena, su luz blanquecina penetra por la ventana y mi cuerpo parece embalsamado. Sigo esperando.

Y escribo por escribir, escribo sobre la nada, es una fuga. Busco el amor de las palabras y escapo de mi escasez. Las historias están exhaustas y taciturnas, no me ofrecen su flor, sus secretos los reservan para estructuras más ambiciosas, imaginaciones más fluorescentes. Solo tengo una llaga abierta y me inclino para mirar por dentro.

Suena el móvil. El móvil, oh, el móvil. El móvil es el mundo, lo es todo, el nuevo emperador, la caja de las promesas. Te pellizca el corazón a cada instante. La nueva nada es el silencio del móvil. Cuando suena los otros te quieren, te buscan, eres alguien, cuentan contigo, puedes nadear con otros. La carne es proscrita, el pensamiento es secuestrado por una consigna, pero qué bien ¡un wasap!, ¡dos wasaps!, ¡tres wasaps! Mira, qué bonito, son como luciérnagas asmáticas:

—¿Cómo estás?

—Sigo. Espero fecha para operarme.

—¿Has visto qué niebla hay esta mañana?

—Sí.

—Ayer en cambio el día estuvo soleado.

—Sí.

—¿Necesitas algo?

—Sí.

—Bueno, si necesitas algo, ya sabes, aquí me tienes, lo digo de corazón.

—Sí.

—Ya lo sabes, si no no te lo diría.

—Sí. Gracias.

—¡Anda!, ¿estás tonta? Nada de gracias.

—Sí.

—Te wasapeo en breve.

—¿Tú estás bien?

—Besos.

(Emoticonos varios)

Encuentro el emoticono de un pollo frito del que sale humo y se lo mando. Encuentro una bailarina de flamenco, también se lo mando. Quiero que vea que estoy animada.

Esta enfermedad es larga y huele a pesadumbre. Nos cansamos, el amor se cansa, el numen se cansa, la tragedia pasa a ser un relato común y corriente, el tiempo mata la tensión dramática. El color gris se come el alma de la aventura, el héroe sufre halitosis, la épica se deshilacha, la santidad coge algunos kilos. Todo vuelve a expresarse en la planicie de lo cotidiano, se manifiesta con la vulgaridad de las líneas paralelas.

Escribo por escribir, para no morirme del todo, por si la palabra, Ariadna al fin, me rescatara del laberinto.

Ariadna amaba a Teseo, eran jóvenes, todo estaba por estrenar. Ariadna no era Medea, ni Teseo era Jasón. En Medea los lechos ya estaban fríos (ya se encargó Jean Anouilh de apostillarlo, de ponerle a Medea un boudoir).

También les humillaba el exilio, eran extranjeros, su posición les amenazaba. Eran de otra tierra, estaban acogidos por Creonte, pero en cualquier momento podía arrebatarles su favor, perseguirlos y expulsarlos. Había que adular al tirano, encomendarse al poder, la traición se hacía necesaria. A costa de Medea, ella fue la pieza, el tributo.

Escribo sobre la nada y ya es mucho, es el todo invisibilizado. Solo lo invisible parece despertarme de esta languidez fósil. La materia me ha traicionado. Lo mórbido se ha consumado.

Me llega el olor de un ramo de nardos al fondo del cuarto. El almizcle se propaga por la habitación. La luz se entretiene en un cojín de falso terciopelo rojo que me despierta una sonrisa espontánea, como la que despierta una ramita de acebo en navidad. Por los rincones se amontona el verde de dos esparragueras. El amarillo del sol se empeña en dibujar celosías en el suelo. Hay calma de polvo suspendido y mis manos están vacías. Todo apetito duerme.

Otros domingos. Otra vez la memoria de otros amores

Cuando era niña alzaba mucho los ojos al cielo, leía tebeos sobre la vida de los santos *(Vidas ejemplares)*. También guardaba silencios largos y para hablar escogía las palabras con cuidado dándoles distintas entonaciones, así dolían menos o hacían que mi historia pareciera más importante.

Por alguna razón, a aquella niña le gustaban las palabras grandes, el sol y los olores fuertes, los que consiguen escaparse del olvido y de la lluvia.

Aquella niña sentía predilección por los hombres un poco mayores que miran oscuro como los ojos de los túneles. También le gustaba tocarse el sexo hasta alcanzar un delicioso *flow,* así se calmaba la escasez, el frío, el dolor y el miedo. Para los niños tocarse el sexo es como tocarse el dedo gordo de su pie, no transgreden ninguna ley, no existe en ellos una elección moral.

El paisaje de mi infancia estaba descamisado y la ley de la gravedad era más gravedad y menos ley. En los barrios obreros no eran frecuentes las palabras grandes, las cosas que se nombran allí son escasas, estrechas, afiladas y gritonas y su horizonte tiene que caber por el ojo de la cerradura o por la rendija de una puerta desencajada.

Padre gritaba mucho y lo hacía de forma amenazante, arrastraba a toda la familia en un convoy que no iba a ningún sitio y que él conducía eternamente ebrio. Madre, con su parquedad, me mantuvo aniñada mucho más tiempo de lo natural, las madres cuando no hablan o hablan poco y bajito hacen que afuera el mundo parezca más vasto y amenazante.

Una mañana, Madre negó la sal a una vecina, éramos pobres de solemnidad, pero unos granos de sal no se le niegan a nadie. Ella mintió, dijo que no tenía. Madre era un poco taimada. Tampoco pudo darme de mamar, como era delicada tuvo depresión posparto, se le encogieron los pechos y no podía almacenar leche. También tenía el alma encogida por algún avatar antiguo, sin embargo, era una gran narradora, era una artista oral.

Ya en mis primeros días tuve que recurrir a la ficción de la tetina. Días después, ambas aún en la Casa de la Maternidad, a ella se le encomendó darme una medicina imprescindible pues podía morir por deshidratación. A Madre se le olvidó por estar alicaída y yo pude haber muerto por deshidratación, mi cuerpo cabía en una mano. Salí adelante gracias a una diligente enfermera y a una Tía, hermana de Madre, de nombre Lita.

El alma de Tía Lita era muy ancha, igual que su sonrisa de dientes blanquísimos y sus camisas también muy blancas. Todo en ella era muy blanco y conseguía que los días parecieran más limpios. Tía Lita adoraba la lejía.

Cuando le peguntabas:

—Tía, ¿por qué tienes tantos dientes y tan blancos?

—Para comerte mejor —contestaba.

—¿Eres el lobo?

—No, comerte a besos, tonta, soy Tía Lita, tu Tía Lita.

Después, explotaba en una carcajada que parecía poner en su boca un ejército de elfos. Siempre pensé que su dentadura era falsa, pero con el tiempo a Tía Lita, ya anciana, tuve que llevarla y traerla, junto con su amarilla dentadura postiza, de hospitales a residencias y viceversa y supe entonces lo que era una dentadura falsa de verdad. Luego perdió el juicio, pero hasta entonces no le vi una mancha. Aún llevo en mi corazón el blancor de su generosidad.

Madre amó solo a una persona, a su padre. Abuelo remendaba zapatos y desplegaba una gran actividad sindical. Era republicano, socialista, y un caballero andante para sus hijos. Murió al terminar la guerra civil en las cárceles franquistas a causa de las purgas franquistas.

Cuando los guardias de uniforme gris vinieron a comunicar el fallecimiento a la familia, la niña que era entonces Madre miraba la calle con el rostro pegado a los cristales. Con la boca abierta, Madre empañaba el mundo con el aliento y después dibujaba ceros. A través de la puerta a pie de calle que daba entrada al chiscón del trabajo de Abuelo y a la vivienda de toda la familia, la niña que fue Madre les vio venir. Enseguida supo que toda la familia tendría que vestirse de negro y decidió entonces quedarse a vivir en esa majada del tiempo.

Las manos de Madre nunca se abrían, eran puños cerrados; no amó mucho, se rebosó pronto, habitó la escasez y empalizó su corazón. Solo le amó a él, a su padre, a Abuelo, los muertos son rivales invencibles, el resto nunca estuvimos a la altura. Cuando supe que aquel hielo no habría de calentarse jamás empecé a buscar, del amor, otras residencias.

También estaba Abuela por parte de padre, de la que nunca supimos dónde empezaba y dónde acababa, pues Abuela no tenía límite. En el nido de mi memoria ella existe inabarcable como existen las manchas en la pintura de Goya, la mancha-volumen, mancha-todo, mancha-acantilado sobre la que se recuesta Leocadia Zorrilla: «una manola», ese presagio de modernidad.

Esta Abuela, sobre la que todos nos recostábamos, vistió de negro toda su vida por muertos antiguos de todas las edades. A su hombre le llevaba escondido en el corazón, nunca le vio nadie, nadie parecía saber nada de él, no hay constancia, ella siempre fue sola y los hijos. Se dice que su hombre fue un sereno asturiano, como todos los serenos de entonces.

No sabía leer ni escribir, en la vida de Abuela nunca hubo nada oficial, todo fue oficioso, zapateó siempre en los márgenes de la ley de Dios y de los hombres, ella se amparaba en los hechos consumados, la costumbre y en el Cristo del Gran Poder, del que era muy devota.

En ella todo fue un acto justo. Tuvo nueve hijos, un ejército de nietos y todos la adoraban como a la diosa de las cosechas. En Abuela todo era cosecha, todo le valía, también lo oscuro, tenía alianzas con prostitutas con las que trapicheaba con claveles a la salida de los burdeles de lujo. Ellas se dejaban regalar por el «mirlo» de cada noche y al primer descuido le devolvían las flores a Abuela para que pudiera revenderlas.

También tenía un socio para ciertas escaramuzas de perfil bajo, un prestamista de León, bajito, de rostro muy blanco y hundido hacia la nuca como si al nacer, al oler el mundo, no le hubiera cogido el gusto al perfume y se quedó atrapado en este gesto de rechazo, aunque el resto de él desprendía confianza, iba siempre muy limpio y afeitado, parecía un notario.

Las prostitutas, el prestamista con aspecto de notario y Abuela consiguieron hacer buenos negocios con el tráfico de penicilina decomisada que podía encontrarse a precio de mercado negro en el Bar Chicote. Los hijos de las preciosas Marilines —así se llamaba a las prostitutas del Madrid de los años sesenta y setenta, todas rubias, burbujeantes, con los labios pintados de rojo-carne, rojo-fruta, rojo-incendio—, los hijos, decía, de estas lindas eran todos bastardos, como no podía ser de otra forma, y solían tener una salud quebradiza con tendencia a sufrir gonorreas y también tuberculosis.

A pesar de que las prostitutas que podían, las mesalinas prósperas o mantenidas, les solían mandar a carísimos internados, muchos de ellos tenían un destino trágico, terminando por hacerse ellos mismos proxenetas o quedarse atrapados en la droga.

El Madrid de Abuela conseguía a veces sortear la meningitis o la bronquitis y sus cavernas, y todo ello gracias a los chanchullos de los pequeños traficantes que tenían un pie en el lujo de los bares de alterne y el otro pie en la oscuridad de las iglesias y en las irrespirables y gélidas casas de los suburbios de la capital.

Abuela me enseñó a no troncharme cuando el viento de la desdicha sopla fuerte.

¡Ángel-Abuela! ¿Estás ahí? Mírame, Abuela mía, Trotaconventos, en mi memoria habitan tus cuatro colores:

el volumen de tela negra cubriendo la sobredosis de tu
cuerpo,
el apunte blanco de tus manos largas,
tu rostro amarillo de virgen vieja y tus encías,
encías vivas y rosas del Quattrocento.

El color rosa de tus encías es el mismo con el que Fra
Angelico viste a sus ángeles anunciadores.
Es el mismo rosa que luego he visto en las lengüecitas de
los bebés y en los calcañares de los caballos rubios.
La verdad guarda un silencio tan obstinado que hemos
tenido que inventar la ficción.

Crepúsculo. Poema

El otoño se ha instalado en mi cuerpo.
Las hojas amarillas caemos.
En el otoño, el tronco se hace nudo y leña.
La savia es escasa y la rama quebradiza.
En el cercano canalón de estaño repica la lluvia.
Repica el mismo verso una y otra vez, una y otra vez.
El oro fugaz, los lacios y húmedos jazmines.
Todo se sustenta en la raíz de los abrazos antiguos.
El amarillo de mis hojas
se doblega ahora bajo otros pasos.
Las pelirrojas fogatas esperan a que termine la música.
Los amantes nuevos se han ido y nos quedamos solas.
Somos muchas, nos apilamos en montones.
Esperamos el cárdeno y luego el gris de la ceniza.
Esperamos y esperamos
la levedad cálida del humo.

Ruta hacia el quirófano

Es Navidad. Me operan el 27 de diciembre. Apenas faltan unos días. En la ciudad hay luces abstractas que se rinden homenaje a sí mismas.

—Defina «Navidad».

—Este año es un homenaje a la luz led, la bombilla sagrada, la luz contemporánea.

No hay nada que descifrar. No hay belenes, ni niño, ni madre, ni padre, ni vaca ni buey. No hay estrella. Una cuna vacía es atravesada por el haz incandescente de una bombilla led.

Busco desesperadamente lo figurativo de la carne, la forma humana que me recuerde un seno.

En un bazar chino encuentro algo que recuerda a algo que recuerda a un niño Jesús, aunque los ojos de la pequeña figura se iluminan con dos leds intermitentes de color rojo. Me asusto. La figura se me cae de las manos y queda descabezada. A mi pesar, la led roja de su ojo izquierdo sigue encendiéndose y apagándose. Tengo que pagarla igualmente, aunque no me la lleve. Me llevo la cabeza. Es tan amenazante que pienso en abandonarla en una papelera, pero al fin la pila se agota, el ojo se serena y deja de parpadear.

Observo con extrañeza la delicada talla de yeso arruinada. El óvalo de su rostro parece esculpido de un único trazo, una mínima pincelada rosa revela la boca, sus cejas finísimas y ascendidas parecen alas de gorrión. El iris blanco es un paisaje de salinas.

Madrid, diciembre 2018, está iluminado con ahorro, por tramos. Las calles pequeñas, las adyacentes, son las más oscuras, acaso unas guirnaldas de bombillas enredadas entre las ramas secas de un árbol negro. Solo las tiendas refulgen. Las arterias principales brillan en azul y blanco, palos azules, palos blancos, palos azules y blancos colgados en fila. Algunas cadenetas iluminadas representan lo que me hace pensar en colonias desordenadas de células mutantes antes de hacerse sistema.

¿Es un canto a la materia? ¿Un homenaje al protozoo? ¿Es una exaltación a la santa sede de la ameba? Todo el conjunto me deja estupefacta. Una tristeza me viene de no sé dónde y se me va hacia el mar.

Olas humanas ascienden y descienden por la reciclada Gran Vía, Puerta de Alcalá arriba, Puerta de Alcalá abajo, cumpliendo extraños itinerarios, ora izquierda, ora derecha, dispersándose, apiñándose, como bancos de peces que atendieran a demandas de navegación desconocidas para mí, movimientos elípticos que buscan el mejor encuadre para el selfi, los móviles guiñan sus pantallas a toda velocidad buscando el semiperfil, los morritos-bótox, la señal de la victoria o los brillos cegadores.

A un lado, la ecléctica arquitectura de la hermosa intersección, el edifico Grassy, Seguros La Estrella, Hotel de las Letras. El Círculo de Bellas Artes languidece melancólico a pesar de la grandeza de mármol de sus cuadrigas, de sus guerreros o sus ángeles custodios.

Hay algo paleolítico en la masa, un no sé qué suicida que me produce un sentimiento de desdén y ternura.

Todos buscamos la luz, pero cuando la encontramos no sabemos qué hacer con ella.

Bombillas leds de Navidad. Una punzada en el vientre me recuerda que soy material-materia, materia operable, pero jamás olvido que también pertenezco a la materia de los sueños, de los sueños que sueño y de los que he soñado.

La habitación del sueño

Si en este instante no me viniera ni una palabra más que escribir, ni aún la ocurrencia de un signo de interrogación, nada de nada, todavía creo que podría decir: «Ayer soñé...».

Cercano ya el día del quirófano mi sueño es inquieto, turbulento. Ayer soñé y fue un sueño al modo tenebroso que tiene la pintura de Gutiérrez Solana, la luz velada, esa niebla suya de ataúd.

Nunca se sabe dónde empieza el sueño a soñarse. El sueño oscuro se empieza a sí mismo en la vigilia, allí construye su nube. Luego llegan los muñecos ásperos. Llevan capirotes negros.

Los sueños oscuros se diferencian de los sueños claros en que los sueños oscuros no tienen perspectiva. Los sueños claros tienen siempre un amable punto de fuga.

Sueño con una enfermera delgada por arriba y gruesa por abajo, alta por arriba y menguante por abajo. Me persigue con un pebetero de humo blanco y gesto contrariado. Es el mejunje de la quimio.

Alrededor de la enfermera hay sillas de ruedas motorizadas que hacen carreras.

En el suelo se levantan unas losetas y aparece el sol que ha sido enterrado allí por alguien. Hay cristales alrededor y ranas croando. Hace frío. Aparece un DJ enajenado que pone música.

En una de las paredes cuelga un San Sebastián encadenado que lleva puesto el delantal azul de mi madre.

El sueño no acaba nunca.

«Madre, qué gastado está tu delantal. Puede verse la trama del hilo, su origen de algodón, puede verse la agonía del añil».

Todo el encuadre del sueño suda pan de oro. Hace mucho calor. Poco a poco la escena empieza a llenarse con banderas dibujadas con el signo de la esvástica.

El miedo es fascista.

Me levanto con la boca seca y el alma escondida en una caja. Mi cuerpo parece haber estado dando vueltas sobre sí mismo como cuando un perro pretende alcanzarse el rabo. La almohada está empapada. Huelo agrio.

Escribir. Escribirte, ansiedad, hasta que un bisturí profane mi cuerpo. La ciencia pone a mi disposición el cuchillo, la laparoscopia y la robótica. Me quitarán paquetes de intestino, se realiza un trabajo de fontanería fina, bricolaje de arterias, venas de silicona, grapas, codos, empalmes, sutura. Ay, alma mía, mi alma.

¿Y mi alma? Se verá obligada a autoparirse artificialmente. Le brotarán ojos móviles como los de los caimanes, sus zarpas serán de leona, desovará en playas solitarias. Le nacerán incisivos de pantera, tendrá que despedazar la pena, el pánico.

Al terminar, se pasará un paño fino sobre la sangre derramada y una jauría de perras sedientas abrevará en el charco de lágrimas que se ha formado debajo de la mesa de operaciones.

—Defina «alma».

—La suma de las partes no es el todo.

—Defina «alma».

—Pre-sentimiento de la absolutidad integradora.

—Defina «alma».

—El tiempo es fecundado por Dios, como el lenguaje.

El sueño no acaba nunca.

Navidad

Paseo por el campo, voy con mi amor, el amor me ha cogido de la mano, me mira muy fijamente a los ojos y se presenta como un caballero de lejanos siglos. Todo es esencial, de una sinceridad que me hace palidecer, todo es simple:

«Eres mi amor».

Quiero hablar y no puedo. Noto cómo tiemblan mis labios sin conseguir despegarse.

>> Nuestro amor es cojo, algo se rompió hace tiempo, nuestro amor es cojo pero es, se hace solo, sale de mi corazón y va hacia ti. Tú eres mi amor >>.

Estas palabras me golpean como el azote de las olas contra el acantilado. Quedo leve, líquida, extraordinariamente atenta a los acontecimientos de la realidad.

Soy el verde apretado de un prado.

El perfil de una piedra que vibra bajo el sol.

Soy algo que trina.

No soy nada. Soy oreja y escucho.

«El amor que tú eres para mí es un amor de referencia,

eres mi referencia y estaré al pie de tu tumba y tú estarás al pie de mi tumba.

Nadie levanta una piedra impunemente. El amor es una piedra que cuando se levanta, aparecen bajo ella universos insospechados, colonias de microuniversos al tran-tran de una vida lenta, aburrida a veces, una vida que no brilla pero que come directamente de la tierra.

Te dejé tu espacio, ocupé el mío, tú eres aire, yo soy gruta, quedé a la espera de tu brisa. Necesitabas volar y yo me volví a mí mismo, me volví a observar el reflejo quieto de los lagos, entonces me miré la mano y la descubrí vacía y ahora, caminando este camino, te digo estas palabras por primera vez. Tal vez hube de decirlas antes pero nunca antes sentí que tu mano era tan pequeña y que eres dada a temblar con tanta facilidad.

¡Hemos merodeado tantas veces esta conversación muda! Yo deseando decir, tú deseando escuchar, tú deseando decir, yo distraído en mis cosas. Ahora ya está todo dicho y ninguna sospecha podrá abatir lo que ha sido nombrado. Estas cosas solo se dicen una vez en la vida».

Yo quisiera oírlas a cada instante, las bebería, las comería, respirándolas, me acostaría con ellas.

Un cielo turquesa nos miraba desde arriba. Soy un pez boquiabierto estremecido de silencio. No tengo cómo defenderme. He sido designada como la favorita del amor y todo encaja en todo, un orden tranquilo mete en cintura al mundo. Huye la queja.

Todo es frondoso y mullido.

Voy de la mano del amor.

Nada dice sí. Nada dice no.

Cómo retornar de la eternidad al tiempo.
Perdóname, amor, porque he dudado.
Del amor nunca se duda.
Perdóname, amor, dudé, te lastimé.

Mañana

Mañana seré operada de un tumor maligno en el recto. Iré en ayunas y muy limpia. Tengo miedo. Sospecho que esta noche será impía y oscura.

Me gustaría quedarme, me gusta la vida, me gustan las sobras que la vida va dejando.

Hay que seguir. Por qué. No lo sé.

No hay que seguir. Por qué. No lo sé.

Marella, mi sirena, viene a darme las buenas noches, es una anciana de pelo blanco que ya no se peina y vive rodeada de nieve. Después se va.

En las puertas metálicas de las salas de operaciones deberían escribir estos versos, «A las almas que aquí entran»:

> *No halla la memoria o la esperanza*
> *rastro de imagen dulce o deleitable*
> *con que la voluntad viva segura.*
>
> *Cuanto en mí hallo es maldición que alcanza,*
> *muerte que tarda, llanto inconsolable,*
> *desdén del cielo, error de la ventura.*

Francisco de Aldana, siglo xvi

Retorno

¿Cómo volver de un lugar donde no se ha estado? Volver del quirófano. ¿Cómo? Allí eres el roto de una tela que se ha rasgado, a un lado queda el pedazo de la derecha, el de la izquierda al otro lado y en medio la nada de algo que antes, entretejido, formaba parte, tenía una vida, era completo y caminaba por la ciudad.

Tal vez recordé a mi perro cuando la tela se rompió, no sé. ¡Por favor, atiende al nombre de Buda, es un bretón! Se ha perdido, encuéntrenle.

Mi perro Buda es un perro viejo pero muy vivaz, de cuerpo blanco y abundante, con manchas rojizas que parecen mapas. Tiene un hocico afilado, orejas muy atentas y en cuanto a sus ojos, son del color de una barrita de canela.

Tal vez mi mente se entretuvo en estas menudencias cuando se le fueron las fronteras con el éter. Luego allí no quedó nadie y fue el despojo, abrieron mi cuerpo, le sacaron las partes venenosas que contaminaban el resto y ahora yacen bajo una mesa metálica. Es un amontonamiento de carne suelta, carne ida, carne desechada.

¿Cómo volver de un lugar en donde no se ha estado? Secuestrada por la anestesia, los analgésicos, yo allí no estuve. Mi conciencia bailaba con la morfina, los barbitales, el pentotal, mi conciencia estaba ciega y muda a lo que pudiera pasarme.

En brazos de esos cloroformos la memoria queda perforada por la nada. Después sí, después la lividez, los labios amoratados, una vía central en la vena aorta y otras vías periféricas por donde penetran los chorros químicos. Cuerpo sometido, entregado a la pócima y el potingue.

Después te lo cuentan poco a poco. Un éxito de la ciencia. Un nuevo nacimiento. Te cuentan que hay partes de ti que ya no están, partes de la carne de tu carne que se han ido con el exorcismo, tienes nuevas instalaciones, nuevos conductos, nuevos orificios.

Al fin, sí, ha habido colostomía. Irreversible. Hay que acomodarse, integrarse en el conjunto, acoplarse. Recuperar, recuperar, recuperar.

Recuperar una vida que se ha quedado colgada en una percha como un abrigo. Otros te tienen que coger, quitar, poner, usar, sacudirte, darte un paseo. Soy el abrigo al que los demás dotan de movimiento, de ritmo y de sentido.

Si ahora tuviera que interpretar a la madre de Hamlet, a la semimuda Gertrudis, estaría muy preparada, sería la perfecta candidata, la perfecta cosa-joya, la sombra de sus maridos y su hijo, el volatín de un rey, en su caso por ser mujer y en mi caso por la fatalidad de una enfermedad a la tienes que obedecer sin turno de réplica.

Mudez. Todo es mudez.

Gertrudis también es muda. Está amordazada y abandonada por Shakespeare que le dio todo al niño, todo para Hamlet. Mi mudez, como la de la reina, está ante ataúdes revestidos de raso sintético.

Soy la mudez de una lágrima de piedra. Mudez atravesada de poesía.

Poesía, poesía, poesía en mí, poesía mía en mí. La poesía es tan extrajera de sí como yo de mí misma.

Muda
es la noche.
Muda, la espera.
La llama de una vela es muda.
Vela muda, muda nada, mudo
el amanecer, mudas las consignas
de la misteriosa nada,
los misteriosos abrevaderos.

Mudez de hospital. Un grito mudo

Está nublado. Cuarenta días después y aún encadenada a la operación, a un bisturí de esperanza y sangre. Y esto es y así es. Hipnotizada, rectilínea, con el sudor de las pesadillas en las pestañas. De noche mi mano se agarra al pañal que amortigua mis orines.

¡No! ¡No! ¡No! ¡No me pinchen más! ¡Por favor, no me pinchen, no hurguen más mi carne!

Las venas se han venido abajo por la radioterapia. Las agujas no sirven, no pueden penetrar, se hincan, pero no perforan, buscan, rebuscan y luego ¡paff!, todo se rompe. Nada puede entrar ni salir:

—Otra vez, déjame intentarlo, Isabel, una vez más y lo dejamos, te lo prometo. Estás en un hospital recién operada, tienes que tener una vía abierta.

—No, ¡por Dios santo!, no ven que mi cuerpo las escupe, que mi cuerpo no soporta una aguja más, que mi cuerpo solo quiere versos, déjenme tranquila, por favor, déjenme rezar: «Dios, sí, Dios mío, mío, mío, mío, ¡conviértete en un paisaje, ahora, ahora! ¡Dios mío, ahora, te lo suplico, lléva-me contigo ahora!».

—Defina «Dios».

—Lago tranquilo con un ánade blanco que sobrevuela.

Y aparece. Asciendo hasta allí y me dejo abrazar por la visión, ¡qué paz, qué suave! Sostengo la imagen en medio de mi mente, me hago lago-Dios con ella, soy un-vuelo-de-Dios-ánade. La pesadilla se calma hasta la noche.

Sueño que estoy sola en un aparcamiento subterráneo y soy violada. Ahora todas las pesadillas se amontonan alrededor de mi sexo. El cuerpo se sueña a sí mismo, sueña su venganza y traduce a su manera la violencia quirúrgica, levanta sus monstruos como los niños levantan castillos en la playa. No, nunca, el ser humano no termina donde el Sistema dice y desea que termine. No, jamás, el ser humano no es un epítome, es un avatar, no termina nunca.

Después me pongo a temblar y trato de soñar con Boticcelli.

Con su Venus nacida de una concha marina.

Soy la belleza de la vulva de una ostra transformada.

Me transformo en perla.

Eolo sopla a mi izquierda.

El mar forma olas pequeñas.

La playa está colmada de alacranes y cangrejos.

Una pareja de ángeles porta un manto de color azul cerúleo.

La divina Venus se cubre virtuosa el pubis.

Llueven flores.

A la derecha una epifanía.

En el triángulo de mi sexo, sin embargo, se levanta una

víbora de cabeza triangular que se prepara para atacar, para inmiscuirse en mí. Tiene manos y movimientos microscópicos. Me cerca, busca hipnotizarme, busca desatar el grito de la profanación, quiere tocar aquello que solo está reservado a la dulzura.

Sus manos, blandas y pequeñas, buscan frotarse contra mí. La víbora se entrega a lo vicioso, juega con lo profano, con la leyenda, juega con la horca de la historia. Me acusa, «por tu culpa, por tu grandísima culpa». Tiene ojos inquietos y amarillos que cosifican. Tengo miedo. La serpiente me convierte en su muñeca. El contacto de su piel es frío. Soy el sexo de la serpiente.

—Defina «miedo».

—El miedo es un tumulto, una masa no selectiva anterior a la forma.

—El miedo vive en un pantano congelado.

—El miedo niega la esperanza del trigo.

Todos los paraísos han fracasado. «Por nuestra culpa, por nuestra grandísima culpa».

Opio, láudano, morfina. Suplico a la enfermera que me quite el parche de alcaloides.

También hay otros amaneceres tibios, otras manos que estrechan mi dolor, que han caminado conmigo, han sostenido mi grito, han atrancado la puerta para que no entre lo negro y me han señalado la esperanza, la han acariciado conmigo. La amistad aspira a ser refugio, aspira a construir un orden. Ahora tengo sobre mí la mirada del amigo que no me pide nada. Se queda conmigo en silencio, no hay mucho que decir, y aguardamos, esperamos algún tipo de paz. Soy postración y él recoge y amontona mis fragmentos.

Alivio luto

El día antes de la salida del hospital me reclino muy despacio en el diván cercano a la ventana por donde se filtra un rayo de sol a través de la cortina que amortigua la luz en la habitación. Reclino el rostro muy despacio en el cabecero del sofá mientras el resto de mí busca acoplarse milímetro a milímetro, el resto de mí avanza con la lentitud de un gusano. Las heridas, abiertas, mi cuerpo encogido, me estiro evitando las molestias de las heridas.

La brújula es el sol, el objetivo es sentirlo sobre mí. Al fin, me lleno de calor y mis párpados se cierran, un sopor lento me va llevando al grado cero de la somnolencia. Sobre mis párpados, como balcones engalanados, caen blancos estandartes.

No quiero que entre nadie, que nadie abra la puerta, que se rompa el encantamiento entre el sol y yo. Soy un gusano y el sol me da la vida. No tengo que hacer nada, me alimenta el sol, me preserva del frío, me ampara. Estoy quieta, soy de piedra.

No hacer, no girar sobre mí misma, no avanzar, no retroceder, no dar al mundo ni un milímetro de movimiento. No llorar (ni las piedras ni los gusanos lloran), no pedir nada, aceptar la tierra, ser sola, no tener compañía, que el mundo no me sienta, que el mundo no me vea, que el mundo no se abalance sobre mí. El sol y yo, solamente. Ni pensar (ni los gusanos ni las piedras piensan).

Pero mi mente sí piensa, su ocupación es representarse el tiempo, tejer una trama, levantar un relato.

Mi mente se extraña y se pregunta sobre todo:

«¿Quién es aquel que mira atento desde la ventana de la habitación de enfrente, que está pálido y en pijama, el gesto contraído de tristeza, agarrado a una percha donde cuelgan botellas con cables conectados a sus venas, el que va sin afeitar, habitado por estrellas difusas, sin un pelo en la cabeza, ni en las cejas ni en las pestañas?

»¿Será un profesor de Matemáticas, un representante farmacéutico, fontanero, taxista, un subsecretario? Mira al sol como yo, es mi hermano».

Girarme al sol, girarme al sol, girarme al sol.

En el hospital hay muchos rostros pegados a los cristales que miran en dirección al sol.

Pensar el sol, pensar el sol, pensar el sol.

Mis lágrimas caen. No puedo pensar el sol, es demasiado grande para mí, una pequeña cosa, gusano, piedra, una mujer mermada, amputada por el cáncer. No puedo pensar el sol, es demasiado grande, es el encargado de la primavera, de las cosechas, de la reproducción celular, el astro que mantiene a raya la noche. Es inmenso y lejano, no puedo pensar tan alto.

Ahora sí, llaman a la puerta. Vienen a darme el alta y quieren tomarme la tensión, la temperatura, quieren recoger sondas, retirar vías, despegar parches, cambiar la medicación.

Aún no pueden quitar los puntos, la zona del periné es muy húmeda y se infecta permanentemente. Todavía no puedo sentarme, pero tengo que hacerme cargo de mi cuerpo. Estoy muy débil, asustada. En mi casa no hay timbre para llamar a las enfermeras.

Parece ser que se ha extirpado el cáncer. También se han llevado el esfínter.

Una vez torturé un pollito

Era una niña. Recuerdo que era amarillo y que andaba con la gracia peripatética que andan los pollitos, siempre a punto de caer balanceándose hacia sus dos lados. La ternura de su torpeza me conquistó de inmediato.

Después de mucho insistir, al fin mis padres me lo compraron y, desde el momento que lo tuve entre mis manos, además de no saber qué hacer con él, sentí la necesidad de llevarle a su límite. Tan pequeño y desprotegido, me ponía nerviosa. Enseguida sentí la suavidad del plumón y el impulso de apretar su cuerpo pequeño hasta hacerle gritar, hasta oír su piar desesperado (¡era tan fácil!).

Qué pequeños eran sus ojos, parecían dos botones que se movían de continuo sin fijar la mirada y eso me molestaba. Yo deseaba que me mirase solamente a mí.

Tiritaba mucho, le sentía el corazón bombear entre el cuello y el buche y pensé que el miedo se le saldría por el pico como una nota musical, y esta imagen, por alguna razón, me hacía muy feliz. Quería hacer experimentos. Un pollito es algo tan alejado y diferente que ansiaba saber qué podíamos tener en común para pasarlo bien. Para compartir la vida o una casa, para ser amigos, hay que encontrar algunas actividades en común porque si no es así todo se vuelve aburrido y antipático.

Entre mis juguetes, encontré un platito verde para ponerle agua y, con cartones, le construí un corralito al lado del inodoro invitándole a beber y a comer algunas semillas. El pollito piaba de noche y de día y esto no me gustaba, estaba resultando un animalito muy incómodo y gritón, pero no podía decir a mis padres que ya no le quería, nunca más volverían a confiar en mí ni en mis decisiones. Para una niña de ocho años esto es muy importante.

Cada vez le estrechaba más el círculo con los cartones, le amenazaba señalándole con el dedo y diciéndole cosas impertinentes y sucias para que callara, para que dejara de lanzar aquellos grititos y reclamaciones: «Eres un pollo idiota y pequeño, eres cochino, chillón y si no te callas te retorceré el cuello, te arrancaré las plumas una a una, te taparé el pico con una tirita y te tiraré por el váter. Me vengaré».

Una vez le saqué de su encierro y el pollito corría detrás de mí y eso me puso muy contenta. Jugábamos a que él era el hijo y me seguía a todas partes, entonces dejó de piar y yo le cogía entre mis manos y le daba muchos besos, le lanzaba al aire y volvía a recogerle: «Vuela, vuela, pollo bobo». A punto estuve de dejarle caer varias veces. Debía estar asustado porque sus pequeños excrementos ensuciaron el suelo del pasillo:

—¡Mamá, Humberto está manchándolo todo!

—Déjale, no le lances al aire, los pollitos tienen que pisar la tierra, estará muerto de miedo, déjale su espacio.

Continué algún tiempo ejerciendo mi poder sobre el pollito, que enflaquecía día a día. Ya había reducido el espacio de su casa al tamaño de un baldosín de donde le sacaba de tanto en tanto para continuar mi adiestramiento, ya que Humberto tenía que aprender a volar. Una vez, le lancé al aire muy arriba y al caer chocó con un mueble muy duro y sangraba mucho. Le curé con colonia pero el pollito no me lo agradeció, al contrario, lanzaba aullidos como un pollo sin cabeza.

—¿Has visto a Humberto? —me preguntó mamá.

Yo me encontraba coloreando dibujos de las distintas razas del mundo y recuerdo que cambiaba el color de la piel de los unos por la de los otros. Me gustaba hacer experimentos. De pronto me acordé de que de un manotazo había volcado un tintero y toda la tinta había caído sobre el cuerpo de Humberto, que rondaba por allí y al que había prometido pintar lunares rojos en sus plumas para jugar a los médicos y que él fuera un paciente mío con viruela. Cuando jugaba o pintaba tirada por el suelo, solía tener al pollo atado a la pata de una silla con uno de mis lazos para el pelo.

Al preguntarme mamá por Humberto, recordé que le había puesto a secar en el alféizar de la ventana que era de estaño y tenía una pendiente hacia abajo. Fui corriendo a la ventana y Humberto no estaba allí. Vivíamos en un cuarto piso. Al principio me llevé una gran alegría al pensar que podía haber echado a volar por fin, después me subí a una silla y miré hacia abajo.

En el suelo del patio de luces al que iba a dar el comedor donde jugaba, me pareció distinguir un bulto pequeño y quieto, tirado en el suelo de manera muy rara, seguramente Humberto. Con las patitas húmedas de la tinta se habría ido escurriendo poco a poco hasta caer al vacío. Me resultó extraño que siendo un pollito que siempre se quejaba, encontrándose en aquel peligro, no hubiera piado como un pollo loco, como siempre solía hacer:

—¡Mamá!, ¿puedo bajar al patio a coger a Lucy, mi muñeca? Es que se ha caído por la ventana, ¡la muy tonta!

Bajé las escaleras de dos en dos y enseguida pude ver el cuerpo del pollito aplastado contra las baldosas. Estaba muy quieto, como todas las cosas cuando se mueren, su pico estaba abierto, había dejado de respirar, y los ojos, sin cerrarse del todo, todavía dejaban pasar un poco del brillo de su mirada que parecía húmeda y perdida.

—¡Ves cómo eras un tonto! Cuando tenías que haber pedido auxilio te quedaste mudo como la mema de Lucy que nunca me habla. A lo mejor te has suicidado. ¿No eras feliz? Pues mejor así porque eras debilucho y bobo y no podías volar.

Le recogí entre mis manos y noté que apenas pesaba nada. Pesaba menos que cuando fui a la playa en verano y recogí agua de la orilla haciendo un cuenco con las manos y la metí después en un agujero que escarbé en la arena. Así hacía barro y construía animales y ríos y puentes y ciudades.

El cuerpo de Humberto pesaba menos que el agua. Abrí la tapa de un cubo de basura y lo dejé caer.

Recogí unas pinzas para la ropa que eran de mamá y que estaban en el suelo y también unos calcetines de color rosa que había por allí tirados y que, aunque no eran míos, me parecieron muy bonitos.

Tendría que pensar en la historia que le contaría a mi madre, le diría que a lo mejor se lo había comido el gato de la vecina o que Humberto, por fin, había aprendido a volar y se había ido a ser libre.

Un corazón mendicante

El alma necesita una lanzadera, si no se vuelve taciturna como un animal atrapado. No es la virtud de la moderación lo que hace soportar el cautiverio sino la realidad de la jaula.

Su mirada, cansada de ver pasar
las rejas, ya no retiene nada más.
Cree que el mundo está hecho
de miles de rejas y, más allá, la nada.

Con su caminar blando, pasos flexibles y fuertes,
gira en redondo en un círculo estrecho;
al igual que una danza de fuerzas en torno a un centro
en el que, alerta, reside una voluntad impotente.

Algunas veces, se alza el telón de sus párpados,
mudo. Una imagen viaja hacia dentro,
recorre la calma en tensión de sus miembros
y, cuando cae en su corazón, se funde y desvanece.

«La pantera», RAINER MARIA RILKE

Sin embargo, algo se filtra siempre a través de algo, por muy densa que sea la materia, la luz y el movimiento nunca duermen, la luz y el movimiento existen para enseñarnos a sobrellevar el patetismo de la sombra y de la muerte.

Todo existe por algo. El relámpago existe para partir en dos la noche, para mostrar una promesa.

Las visitas

Las visitas existen para hacernos saber que nos piensan, que nos aprecian. En este periodo de incertidumbre tengo visitas, personas que cruzan la ciudad, un atasco, sus propias tareas para venir a verme, para regalarme unas horas, una orquídea, un libro, su presencia.

Tocan el timbre, me abrazan, vienen a cogerme de la mano, vienen a ayudarme a recorrer la tarde hasta la declinación de la luz.

Después la noche acogerá mi fragilidad en un orden de sábanas tibias, la luz de la mesilla, botes y botes de analgésicos y la página señalada de un libro. Después la noche me llevará con ella hasta caer en un lugar de arenas movedizas.

Las visitan se sientan cerca de mí. Me dan las noticias, la revolera de la actualidad, tan irritante, la última hora que me devuelve poco a poco al mundo de los vivos. La luz se va yendo en sordina, se enciende alguna lámpara. Conversación, confidencias. El tono es susurrado, como en una iglesia. Soy abrazada por hilos invisibles que me retienen, que me dicen: «No estás muerta. Resiste. Quédate con nosotros». Me ofrecen su amparo. En la mesa, restos de galletas, las tazas vacías del té y mi corazón en ruinas.

Mi corazón, una boca extasiada que absorbe lo mucho o lo poco que le den de balde. Gratitud. Gracias por vuestro tiempo regalado, por la dignidad que la enfermedad me roba. Gracias por poner orden a la debilidad y al caos.

Se van. Traían dulces y una sonrisa. «Sí. Soy digna y una palabra tuya bastará para que caliente la tetera».

¿Y si todo fuera así? Simple, esférico, tranquilo, si todo fuera un tiempo postoperatorio, necio, estupefacto. Vivir así, en el tiempo de la convalecencia, comer el pan de cada día, caminar muy despacio y tumbarnos a cada rato.

La vida no basta, la vida no basta.

Si he de morir, muera yo con la mano extendida hacia la llama de la pasión.

No estoy acabada, me habitan vidrieras de iglesia.
Soy piedra angular, desechada forma
y así te ansío,
tu pensamiento arrebatado. Lo ansío todo,
en mí caben todos los alientos. Todas las pieles.
Lo deseo todo, los caminos cortados.
¡Arrodíllate! ¡Arrodíllate!

Bien, aquí estoy, arrodillada y a la espera de alguna línea azul.

Si me cruzara con un ángel le diría...

Nada. Él hace su oficio y ya está, como todos, presta apoyo, sirve o notifica, cumple órdenes, como todos, solo que él es ciegamente leal.

Si en el paseo me cruzara con un ángel lo primero que haría sería mirarle las rodillas para comprobar si están ensangrentadas, si él también pide clemencia. Luego le hurgaría los bolsillos, tengo curiosidad por saber qué llevan los ángeles en los bolsillos. Más tarde le interrogaría, querría saber si soportaría volar a media altura o no volar.

> Los tiempos de Tobías ya han pasado —decía Rilke, de nuevo Rilke, si apareciera en el umbral uno de ellos se nos pararía el corazón.

Sí, hemos perdido el manual y las instrucciones. Hemos olvidado casi todo, no hablamos lenguas muertas. Manejamos solamente las lenguas salvajes de la actualidad.

¿Y ahora qué?

Bebo agua bendita en una botella de plástico.

Mis lágrimas no caducan.

Me acostumbro a ser menos, mucho menos.

Y de nuevo Rilke, por tercera vez, por tercera vez. De la primera elegía:

... Todo ángel es terrible. Así, pues, me contengo
Y ahogo el clamor de mi oscuro sollozo...

Los ángeles no son encarnaciones, lo único que encarna es lo que duele. Los ángeles son criaturas de interfase, bajan a la tierra para olvidar su soledad. Vienen con la brisa y con la brisa vuelven a marcharse dejándonos más ciegos.

Echo de menos la morfina. Echo de menos mi cuerpo deshaciéndose en yogur y en mi mente la paz de Westfalia. Echo de menos el pasado, echo de menos.

Echo de menos el momento en que todos los pecados me fueron perdonados.

Primera salida. Voy al teatro

Ha pasado mes y medio, me voy restableciendo. Me animo con prudencia, tengo que sentarme en un cojín especial, aún llevo una herida abierta en el perineo. Los territorios del cuerpo se llaman como se llaman, perineo, perineo. No obstante, a mí esta palabra me sugiere fonéticamente un paisaje suizo de montaña, algún pueblo de la Selva Negra: perineo, perineo.

Me siento bien conquistando territorios cada vez más más alejados de la épica doméstica, es mi humilde epopeya. Deseo que se cierre la herida, que mi carne vuelva a ser íntima. Mientras tanto, paseo calle arriba, calle abajo mi calle. Camino con la gracia de un armadillo.

Voy al teatro. El teatro es tan saludable, abre puertas y ventanas, ventila conciencias. *Los otros Gondra*, de Borja Ruiz de Gondra. Nos cuenta la historia de una saga familiar durante los años ochenta en el País Vasco, años de sangre, bombas, impuesto revolucionario, pistolas en la nuca. En los frontones había dianas tatuadas con los nombres propios a abatir, señalaban el camino del cementerio.

El autor nos lo cuenta desde el ahora, desde la postorgía de una reivindicación encanallada por la venganza (en el fondo todo es una lucha de clases). La obra propone varias posibilidades: serenar la memoria, el olvido, o la terapia de una ficción biografiada. El teatro como analgésico.

¿Reconciliación, cohabitación de víctimas y verdugos? Siempre sentí que el problema vasco debía de pasar por el diván del psicoanalista. Ya lo dice Hannah Arendt en su pensamiento impenitente, no se trata del perdón o del olvido, no se trata del anonadamiento de la memoria, sino de una reflexión permanente sobre el pasado, de reconciliación como un sensato acto político dado que el espacio público nos conmina a vivir juntos.

Oh, cuánto dolor estéril, cuántos vivos secuestrados por los muertos, el despótico poder de la herencia. Los ejemplos son múltiples, Shakespeare lo sabía y nos regala los titubeos de un fantasma en Hamlet o las antiguas rencillas de dos familias, Montesco y Capuleto, o el rencor del deforme Ricardo III, las hijas de Lear. Lo más de lo más, herencia y venganza, el tesoro bifronte.

Restos de herencias envenenadas, naufragios. Todo es tan viejo, los juguetes rotos, el encono, el panteón familiar, los baúles de la familia escondiendo los cadáveres. Y vuelta a empezar, la nostalgia oficial, el territorio, el inmovilismo, los privilegios, las regalías:

«Basta ya, muertos egoístas, vosotros que os dedicasteis a conquistar el futuro no nos sometáis al cautiverio del pasado, no nos encadenéis a lo muerto.

»Vosotros que os soñasteis leyenda en piedra, no reventéis las costuras de los ataúdes. El dolor no os pertenece, ni la verdad os pertenece, y sin embargo os paseáis con orgullo dejando un rastro de zozobra.

»Vosotros y vuestros sarmientos que asoláis los nuevos brotes, los prados nuevos. Dejad ya vuestros garabatos de ceniza, dejad que se escriban nuevos versos al sol del mediodía.

»Y si habéis de dejarnos algún legado, que no sea el resentimiento sino vuestro éxtasis de entonces, el reguero de vida que dejabais al perseguir a las muchachas».

«… Te hiela la columna vertebral el enigma de los antepasados…», dice Vladimir Holan, *En la profundidad de la noche*.

Y el teatro de nuevo ahí, proponiendo nuevas constelaciones, prestando su mano a la comunidad para la reflexión y el asombro.

Buenas noticias

El cuerpo resiste. Dicen que estoy limpia, han borrado toda huella, dicen. Ahora hay que esperar a que la mutagénesis no se alborote, que no inicie nuevas incursiones en territorios anexos, que no brinque como un sapo verde hacia otros órganos. El hermoso doctor R.A., tan persona, me abraza. Le pido un juramento: «Nunca más, nunca más».

«En medicina —me dice haciendo un chasquido raro con la boca—, nunca puede asegurarse nada».

A partir de ahora sé que llevaré siempre un poco de agonía en los bolsillos, pero el mundo empieza a ser de nuevo un lugar seguro para mí. Pondré las cicatrices al sol para que me cojan olor a vida.

Cuerpo, cuerpo, cuerpo bello y resistente, vital, te beso

cada parte, cada callejón tuyo, cada brizna de tu playa. Beso el microporo de tus dedos, tus rodillas, tu envés y tu revés, codo, nuca, cada vértebra como un ópalo. Mi cuerpo Fidias, mi cuerpo Bernini. Cuerpo bonito, cuerpo mío, mi cuerpo resucitado. Serás mi paraíso y seré buena y delicada contigo. Serás mi cuerpo-alma, compartiré contigo cañamones y nubes.

El sabor de la felicidad es salado como las lágrimas del mar. Noto en mi cuerpo los nuevos brotes, su pájaro solar, bendigo la nadería de su tallo.

—¡Enhorabuena! —El doctor R.A., tan hermoso, me besó—. No hay rastro del tumor. Desde luego, no se puede hablar de curación, pero los porcentajes que manejamos en tu caso son del noventa por ciento o más, es un éxito. Respondes inmejorablemente al tratamiento.

El tejido examinado está limpio, las biopsias sonrosadas, la anatomía, la patología, la incidencia, virginales. Ninguna mancha, ninguna sombra. Acostumbrarse a morir tiene su tarea, pero empezar a vivir de nuevo tiene su empeño.

—Pero, entonces, doctor, ese otro diez por ciento..., ¿a qué debo atenerme, doctor?

—Prudencia, felicítate por hoy y mañana iremos viendo.

Oh, querido amigo, bello doctor, estimado oncólogo, le amo y le agradezco este levantamiento del cadáver. Fue usted siempre muy cortés. Gracias.

A mi izquierda, mi ángel custodio, H.P., mi amigo. Llora, le tiemblan los labios, está llorando por mí, su felicidad es ácida, ha sufrido.

Diviso a mi sirena después de tanto tiempo, sube, sube, cimbrea desde la sima, quiere escuchar la noticia con nosotros. ¡Qué guapa está!, ha rejuvenecido. Huele a pulpa, a primavera, huele a Galatea.

¿Y ahora? Esa es la pregunta que nos hacemos todos. Tocas osario y luego no sabes por dónde empezar, si por lo dulce o por lo amargo.

Me aflora una piscina de besos. Quiero besar a la gente. ¿Por qué no podremos besar los pies, las rodillas, la boca de la gente? ¡Quiero una piscina de besos! ¡Quiero la sanidad pública, la sanidad universal! Me sube una marea de afectos.

Las buenas noticias no son para celebrar en soledad, la felicidad, la esperanza se inclinan hacia la comunidad, hacia la ética, hacia los otros, inevitablemente. Los políticos deberían ser más alegres, serían más eficaces, los ciudadanos pagaríamos los impuestos con más alegría, no queremos pagar impuestos a políticos siempre enfadados, eso les hace parecer sospechosos, como si escondieran algo, por ejemplo, una ocasión para enriquecerse.

Pago mis impuestos y declaro que mi dinero debe ir hacia una sanidad pública universal. Esto es necesario y urgente.

Salida

Salimos del hospital, un bando de cornejas atraviesa de parte a parte la mirada del ojo de Buñuel y ejecuta un corte negro.

Es una visión, la primera visión exterior después de *cuarentaycinco* días en el hospital y me acuerdo de Buñuel, qué misterio.

Ay, divago, el siglo xx, las vanguardias, las encantadoras controversias, pero al divino Buñuel le gustaba beber el vino en porrón, padecía una erótica sordera y era muy devoto de Nuestra Señora de Rocamadour de Notre Dame. Con esos mimbres no podía sino cortar con una cuchilla el concordato con sus antepasados.

Salgo del hospital. Estoy efervescente, me explotan cápsulas de alegría por dentro, deben ser los restos de la radioterapia.

La paciencia de la tierra

Habla la tierra sobre el amor:

Todos me pasean, me visitan, me viajan.
Todos me ordeñan. Sí.
Pero nadie se acuesta ya a mi lado, ya no.
Antes sí, se acostaban sobre mí, bajo la sombra de los
                                                    [olmos,
en las riberas de los ríos donde había poetas,
donde se hacían versos que exaltaban mi paisaje,
poetas que decían aquello del beatus ille *y significaba*
«dichoso aquel que...».
Se referían a mí la tierra como destino de su errancia
                                        [y su deseo.
Los que desdeñaban las ciudades, los aludes del ruido,
los que a mi lado esperaban no sé qué y yo les daba algo,
el campaneo de los cencerros, la luz
que atravesaba el agua y volvía de nácar los dientes
de las muchachas.
Una brisa de ángeles les daba,
ángeles que movían con sus alas

la piel de los melocotones y el rizo de pelo en las nucas
[virginales.
Sí, antes era deseada,
para el trabajo y para la fiesta,
para los abrazos desnudos y furtivos.
Yo, la tierra,
y no estaban solos y yo no estaba sola.
Yo, la tierra, era la testigo de su amor y me escribían
[églogas dándome las gracias.
Compartíamos hilos invisibles,
la nieve, la sangre y la resina compartíamos.
Luego fue otra cosa, empezaron a estudiarme.
Ya no me aman, me estudian,
me observan, construyen mis prototipos,
abren sucursales mías por todo el universo,
hacen negocios, mercadean con mis raíces,
el petróleo les gusta mucho, esas cosas.
Echo de menos el amor,
echo de menos la saliva de los besos.
Yo les observaba, les acariciaba con los dedos
[de la lluvia.
Les perfumaba con la miel de las abejas,
les daba el frescor y la textura.
Así era o así creía yo que era hasta que llegaban
los sudarios de la guerra.
Hasta que llegaba el tiempo de la impiedad.

Sigue hablando la tierra. Sobre la guerra

Soñé la soledad y eran cuerpos sin vida,
cuerpos fugados, cuerpos que olvidaban los veranos.
Cuerpos que mataban otros cuerpos.
Cogían palos y cuchillos y después de las decenas y
[decenas
de cadáveres, de tanto desplomarse
ya no entendían las razones para matar.
Yo les recogía, soy la tierra, es mi cometido.
Cuando los muertos llegan
con la boca llena de nieve
les lavo y les envuelvo en pedernal, mis lágrimas son
[acuíferos,
les conduzco hasta la desembocadura de los ríos,
allí reposan y el cielo guarda luto.
Así era. Y había dioses.
¡Hay tanto poder en la mente de los hombres!
Infinita es su máscara, infinito su deseo, infinita su sed,
el aliento suyo que todo lo incendia.
Y así enaltecidos, los hombres y los dioses,
van cumpliendo su mutua lealtad,
los ciclos del redil y la calcinación.

Y ahí sigue la tierra

Sola-sola y se admira la tierra
de la tenacidad del pájaro y del tejemaneje de la abeja,
se admira de la marquetería fina de las arañas.

Se asombran los mares, el cachalote, los bosques.
Y aquí sigo, dice, melancólica y distópica,
quemándome
en el fuego bobo de los algoritmos,
mientras la especie se emborracha de otras guerras
                              [retrasmitidas en directo,
convenientemente maquilladas,
sin cadáveres. Nunca fueron fotogénicos.
Desintegración molecular.
Guerras preventivas: Guerra «George Bush senior»,
                              [«George Bush junior».
Ambos de Houston, Texas, los Estados Unidos,
                    [América del Norte. Primera y segunda
                    [guerra del Golfo, años noventa.
Y fueron así felices...
ellos...
no sé si viven todavía.
Recuerdo el fulgor
en la oscuridad de la noche bolas de fuego tierra-tierra,
        [tierra-aire. Sin muertos, una nube de fotógrafos,
sus flashes.
No fue un avistamiento de ovnis, no,
fue «la Madre de todas las Guerra la Guerra para
                              [todas las Madres».
Y la tierra ya no daba abasto, no podía acoger a tantos
                    [en su húmeda entresábana,
en su seno,
en su arena,
en sus cuevas.
Y callaba.

Y todos los poderosos de este mundo,
todos los poderosos que sobre la tierra ponen su pie,
su pezuña, su sandalia, sus botas militares,
los poderosos de la tierra, los que saludan y hacen
                                        [reverencias,
los que se quitan los turbantes, las mitras, los
                                [sombreros de cowboy,
para hacer reverencias, para bailar la danza del dinero,
todos, todos, todos
contaminantes,
viajan alrededor de los polos
con su kit de gas mostaza.
Y aquí sigo, dice la tierra.

Sigue hablando la tierra

Sí, la especie humana se me niega, no quieren saber
                                        [nada de mí,
a gran velocidad aceleran su paso hacia lo opaco.
Cuando la noche es fría estoy sola,
cuando la luna es apenas una daga que aguarda para
                                [cometer un crimen
estoy sola.
Me niegan. Dicen: «¡No!».
Dicen: «¡Nosotros ya somos soberanos, tú nos has sido
                                        [hostil!,
pero ahora estamos exentos de tu raíz y de tu carga,
hemos deconstruido el genoma del pez raya,
ya no necesitamos el tiempo de tu fango,

ya no queremos tus plazos tan largos y aburridos.
Sí, nos aburres mucho
y pronto serás
tú, la tierra,
la tumba conceptual de nuestro precario origen.
Para ti, quédate con todo lo que aún gime de parto,
quédate con ello.
Quédate con lo ovíparo, quédate con la lombriz,
con el triste y despeinado baobab, quédate
en tu brutalidad, tu sueño está ya viejo.
¿Qué tiene que ver ahora eso con nosotros?
Ya no nos incumbe ni tu mito ni tu gloria, hemos
                                              [aprendido
a soñar por nuestra cuenta».
Y yo escucho y espero —dice la tierra—.
Sé que volverán a mí —dice la tierra—.
Lo sé, no puede ser de otra manera.
El tiempo es una trampa para ratones.
Volverán a mí y el grano hará granero.
Les espero escuchando las chicharras,
su compás voluptuoso.
Toda yo.
Les espero.
En el estío.
Será.

Poesía

Si hay algo que la Poesía sabe es que no se puede abordar el centro, el ojo del sol, el núcleo.

El verbo que mejor define la Poesía es «merodear».

> *Cuando el cuchillo de la Belleza*
> *corta la garganta del Destino*
> *se configura la forma y el corazón*
> *se alimenta de los destellos.*

La Poesía es un rumor que viene con cadencia, es el baile de la llama en el incendio.

Las palabras indómitas de la Poesía nos ayudan a soñar, nos ayudan a digerir la glándula de la vida y la vida misma con su biología del asalto.

Pone paz al aullido y resucita la luz de las estrellas muertas. Está atenta, eso es todo, la Poesía está atenta y cuida del jardín.

—Defina «Poesía».

—Comer fuera del menú.

Mi sirena vive gracias a la Poesía. También los unicornios. Por eso no me fío mucho de Wittgenstein, porque decía que los unicornios no existen. Wittgenstein-primera fase, el asesino de unicornios.

—Defina «poeta».

—El que transforma el dolor en verbo.

También es una manera de estar solo, decía Pessoa.

Oficialmente no tengo cáncer

Hay tanto sol en el mundo, tantos días azules, tanto de que hablar, tantas caricias que entregar, tanto aire para respirar. Vivo la alegría de los simples, hipnotizada por la luz que sortea la cortina, se entretiene y dibuja en el parqué el celaje de una puntilla. El porvenir es un pájaro que se me viene a la mano.

Ahora me entretengo con las cosas muy pequeñas, con recuerdos pequeños: la risa de mi padre con las películas de Stan Laurel y Oliver Hardy, las primeras tardes de cine con mi abuela que adoraba a John Wayne y que me hizo prometer que yo también le adoraría.

Recuerdo su excitación cuando aparecía la Caballería, siempre el Séptimo, la abuela botaba de alegría en su butaca. Yo por entonces me preguntaba si habría un Sexto o un Octavo de Caballería. Se anunciaban con una trompeta desde la lejanía de las infinitas praderas mientras los rubios colonos resistían valerosamente, protegidos por la fina piel de las carretas. Las mujeres, todas rubias, llevaban un delantal y estaban llenas de coraje y ellos, con un pañuelo sudoroso alrededor del cuello como la soga de un ahorcado, siempre estaban escasos de rifles y balas.

Los indios cabalgaban de otro modo, no necesitaban silla de montar y tampoco transportaban carromatos ni nada porque vivían muy cerca, allí mismo.

Eran muy sanguinarios con los rubios colonos blancos, pero por una extraña razón, los indios siempre terminaban por morir en mayor número porque la bala de un rifle americano percutía a la vez en cuatro o cinco pechos indios sioux o comanches o de los Dakota o los pies negros o los arapahoes.

También me preguntaba: «¿Por qué son tan malos los indios?», y me decía que a lo mejor era porque iban desnudos, porque usaban plumas de animales y se ensuciaban la cara con pinturas y, sobre todo, porque no podían explicarse muy bien y usaban los verbos en infinitivo, no sabían conjugarlos en todos sus tiempos y formas como me enseñaban a mí en el colegio, donde nos decían que para parecer razonable tienes que hablar bien el español, como mi abuela y como yo, y no hablar en cheroqui que nadie entendía, porque entonces parecerías ignorante y como pobre gente pobre.

Casi siempre morían muchos indios, pero antes del exterminio final, aparecían en la pantalla del cine preciosas niñas blancas muertas, tiradas en el suelo, con sus frondosas melenas rubias manchadas de barro y sangre y sus manitas enganchadas con fuerza a algún muñeco de trapo descabezado por los indios, que también arrasaban las cabezas de los muñecos de las niñas rubias.

Algunas veces hacían la paz, firmaban acuerdos y fumaban pipas que se llamaban «de la paz» y los blancos y rubios levantaban asentamientos en las tierras de ellos, de los indios, y después todas las tribus de los indios eran enviadas a un lugar conocido como «reservas indias», donde ellos se aburrían muchísimo porque no había búfalos y no podían cazar, pero entonces, sin que pasara mucho tiempo, venían otros hombres blancos rubios muy emprendedores que construían casetas de madera, los primeros supermercados, donde vendían encurtidos y cuerdas para sacar agua de los pozos y pañuelos de flores y lazos o especias y otras cosas, pero sobre todo vendían mucho whisky y los indios al poco tiempo se volvían alcohólicos.

Mi abuela y yo salíamos del cine inflamadas por el heroísmo y la venganza, fecundadas por los Estados Unidos de América, convencidas de que si aparecieran los malos por alguna bocacalle de nuestro barrio, ellos mandarían a sus soldados del Séptimo y nos defenderían.

Era nuestra costumbre, la sesión doble de los jueves. Al salir del cine nos sorprendía la noche, hacía ya tiempo que habíamos devorado la merienda y teníamos hambre. A mi abuela y a mí, el encuentro con la realidad nos producía un pequeño estremecimiento y de repente nos sentíamos muy cansadas, habíamos estado horas cabalgando por aquellas praderas, defendiéndonos de los malos en compañía de gente muy guapa, alta, muy valiente. De entre todos ellos, siempre sobresalían dos sobre el resto, un chico y una chica mucho más guapos e inocentes que los demás y que acababan enamorándose y besándose, limpiamente, sin extravagancias, no se metían la lengua en la boca ni se mordían ni nada de eso, se entrelazaban y se besaban con la suavidad con la que lo hacen los cisnes y de aquellos labios tan pulcros surgía la palabra «fin». Después se encendían las luces.

Aunque no había ningún fin, ahora empezaba otra sesión, la historia de la calle, de la gente común, mucho más bajita y más chillona y que nos rodeaba como nos rodea el frío en el invierno y el calor en verano. O como nos rodeaba la luz de la luna cuando estaba llena y pomposa mientras bajábamos la cuesta empinada que nos llevaba a nuestra casa.

Caminábamos muy pegadas a una tapia de cal blanca rematada con cristales rotos. Se oían maullidos de gatos, pasos de alguien que volvía apresuradamente, voces que reían o gritaban filtrándose por las ventanas o de pronto el motor ronco de algún coche que pasaba.

Y yo escuchaba disparos, no sé de dónde venían, disparos antiguos, no sé por qué, no sé quién disparaba a quién junto a la tapia. A lo mejor era a los indios o a lo mejor no. No venían de la televisión. A lo mejor eran otros los muertos, otros indios, otros los otros. En una calle oscura, junto a una tapia, siempre hay pieles rojas contra los que disparar.

Mi abuela, que era muy obesa y muy sensible, presentía los malos pensamientos y entonces me cogía de la mano, yo la miraba y ella se reía con el vientre, se reía sin sonido, mostrando su boca desdentada. Luego, las dos bajábamos la vista al suelo y caminábamos muy atentas para no tropezarnos.

Con el tiempo descubro que el pensamiento siempre acaba por romperse contra las tapias, contra las empalizadas de la violencia.

Poema de interiores

La luz del sol
filtrándose a través de las ventanas
y la estancia toda,
en otro tiempo tan bonita,
ahora todo desorden.
Herida en sus jarrones, en las bombillas fundidas,
                                      [los libros
caídos, tirados por el suelo.
Hay un ácido perfume, un cierto olor a restos y el
                                      [afán,
el inmenso afán de vivirme a cualquier precio,
salir de este mal sueño y ser grácil de nuevo,
cilíndrica, mortal y coronada.

Poema del retorno

Aquí, en la mañana lluviosa de abril,
a casi un año de aquellas seis letras canallas y un
                                        [acento,
(c-á-n-c-e-r),
de esas no letras que viven en lo negro y no se rinden
                                        [a la ley,
letras leguminosas,
carentes de propósito, salvo el de la descomposición
                                        [de la carne,
esas letras que nunca escuchan a Mozart,
que solo atienden a razones y fuerza a cañonazos.
En la mañana lluviosa de abril
juego y juego y desordeno
palabras y palabras y palabras del cáncer
en una interminable partida de Scrabble:
cáncer y cantar y anémona y noctámbulo y
            [cencerrada y cerradura y rencor y cáncer,
no ecuánime, no equidistante.
En el mes nueve de la desfloración de la vida marcha
                                        [atrás,

en el tiempo perseguido por un reloj de arena
                              [derramado,
(oh, dioses, por qué insistís en acosarnos con promesas,
por qué este asedio, por qué
vuestra concupiscencia).
En la ventana lluviosa de abril por la mañana,
secuestrada por un mohín de viuda en este día
                              [encapotado,
primeramente he de decir que no sé de qué hablo,
pero la conversación me es muy grata así que continúo.
He crecido, la vida me ha crecido y ahora es más alta,
la vida ahora me camina
con andares de «rompe y rasga»
«Soy lo único que tienes», me dice.
No hablaré del optimismo que es comida para patos,
pero sí me ha crecido el amor pegado al hueso
y el amor ciego y el amor sordo
y el amor a las sobras. Y las sombras también me
                              [han crecido,
y el arrullo, también,
el amor por lo insignificante, el rábano por las hojas,
el amor que sueña con golfos y bahías me ha crecido.
Y con la paz he hecho la paz con las heridas pequeñas y
con las heridas grandes
estoy en negociaciones.
Y ahora aprecio mucho contar las estaciones con los
                              [dedos
y aprecio la paciencia del surco y la dulzura de las uvas
y tengo la certeza de que vivir es lo contrario de estar
                              [muerta,

una afirmación de modistilla, lo sé, pero que surge
espontánea como un trébol
de cuatro hojas,
una margarita en el camino, sincera como el abismo
que también es muy sincero.
Aunque también he de decir
que otra cosa es la estética del drama,
los asesinos que habitan en mi casa que también
                                    [juego con ellos,
con su cuchilla de afeitar sobre la piel, pero, por
                    [favor, antes déjenme decirles algo
sobre la belleza de la sangre,
sobre la hora de Getsemaní entre dos luces,
entre fogonazo y fogonazo en los sótanos metálicos,
cuando se ve venir a los últimos bailarines
                    [despidiéndose con los pañuelos,
cuando se acerca el bien y el mal jugándose el salario,
cuando la rueda gira hacia la luz mientras pasan
        [carros y carros o manadas y manadas de animales
                                            [que huyen,
cuando se sueltan las maletas y se vende
la cubertería de plata a cualquier precio.
Entonces se escucha el grito de las potras en el parto
                        [y la lucha de la tierra,
se oye el gemir del nacimiento, una incisión firme en
                [las vainas que se rasgan y mucha agua
y meter la cabeza.
Y entonces vi a un dios pobre,
labrado a mano como de tallista o imaginero.
Y vi mi alma,

empapándose en lo gris estremecida,
sedada en cada una de sus fibras, mi alma nadando
en el oligofrénico elemento y aún rezaba,
por alguna razón, muy despacio.
Y ahora, aquí, en esta ventana de abril llena de lluvia
una de esas tormentas que parecieran querer
ser monzón de amor o algo más grande,
mi alma
estira los labios y manda besos a las rosas,
distraídamente,
tan desorientada andaba entonces como ahora y
                                              [cuarteada
por la deshidratación.
Sí, mi alma ahora, aún lívida y sedienta,
sonríe bobamente y da las gracias
por todos los señuelos.

Algunos controles

Vuelvo a la memoria del dolor. Vuelvo al castillo de los rayos de muselina azul. De nuevo los contrastes, el incendio en la garganta, los orines calientes, los rezumes de la sangre. Vuelvo a cruzarme con otros enfermos, nos miramos de reojo y nos valoramos las heridas.

Llevan pelucas, maquilladas las cejas como estrellas de Hollywood de los años cuarenta, llevan pañuelos, diademas, bandas de colores muy coquetas. Huimos del sentimiento de derrota. Somos lobas acosadas.

He tenido suerte, mi aspecto exterior es amable, todas las huellas de la enfermedad las llevo por dentro.

Mientas yo he encontrado un apeadero, la enfermedad sigue adelante. Pasan algunos pacientes con adhesivos en sus cráneos monitorizados por pequeñas máquinas que registran el avance del mal. La malignidad se refugia en unos extraños bultos en sus cuellos o en sus cervicales, sus cerebros aplastados por el carcinoma.

Hay cánceres exquisitos, van a la médula.

Pasa una mujer de una delgadez extrema, su voz es apenas, su cáncer come huesos. Parte de su barbilla y de su mandíbula derecha han sido extirpadas. Va cubierta con pañuelos alrededor del cuello y el rostro y una gorra marinera disimula la ausencia de pelo. Su boca también ha sido intervenida, en su lugar hay apenas un orificio del tamaño del pico de un pájaro y por allí debe acostumbrarse a comer, a rezar o a maldecir.

Observo su temblor, el precipicio en el que su alma se balancea, me fijo en la timidez de sus gestos y en que su ropa es demasiado grande y le baila en el cuerpo, un cuerpo exprimido por la enfermedad.

Su mirada se clava en mí y me asusto, es la mirada fija y acuciante de un insecto acorralado. Quiere saber qué pienso, qué siento al verla así, quiere una respuesta inmediata sobre su salvación, sobre la dimensión de su desdicha, quiere saber si me da miedo o asco, si siento compasión o soy indiferente. Nos concentramos la una en la otra.

Ella es la vena negra de la tierra.

La miro, la veo. Tiene la belleza derribada de una niña, la pasión de la muchacha, el terror de la mujer.

Paseo por su raíz, nos besamos el aguijón que tenemos clavado. El de ella es mucho más hondo, duele más, mucho más. Somos tuneladoras que se buscan.

Me dirijo hacia su puerto de lágrimas. Por un instante sostengo sus pedazos, sus días tristes, el sudor de la pena con la que se prueba sus vestidos de antes. Abril ya no la quiere y sufre por ello.

La amo, amo sus mejillas ajadas, la amo tanto como a mí misma, amo su dolor a cuestas, su dolor soberano.

Asuntos pendientes con Dios

El de los innombrables, los intocables, sobre el que se depositan todos los nombres, el Abracadabra o Ciencia o Comunismo, Fascismo, Dinero, Godot, Ser o Estado o Nada, pero al que parece no gustarle ninguno pues dice que le pesan y le estresan.

A partir de ahora solo le compartiré con la palabra y con el agua, seremos peregrinos y a ser posible existiremos con pasión.

Le compartiré con el tiempo y con la muerte.

—Defina «muerte».

—Pequeña habitación bajo un ciprés.

—Arquitectura simple. Poca movilidad.

He aquí mi enfado, le supliqué —te supliqué—: «Préstame tus venas que las mías ya no sirven». Nunca contestó. Es cierto que a veces me hacía algún regalo, un sueño recurrente —el vuelo suspendido de un ánade en medio de un lago tranquilo.

«*Et lux in tenebris lucet*», «y la luz brilló en medio de la oscuridad».

Miraba y miraba aquel paisaje y las ruinas de mi cuerpo se serenaban, incluso el rencor se serenaba. La belleza, ya se sabe, es muy influyente. Incluso alguna vez fuiste más allá y, bueno, algunas cosas son muy íntimas, pero sí, alguna vez fuiste más allá y algo pasó, «el objeto rojo» pasó. Fue así.

Para la ocasión, yo había llevado al hospital ciertos caprichos de *boudoir*, unas zapatillas negras con una moña de plumas, bueno, un poco de marabú frente al abismo. Llevé también un kimono japonés antiguo que al final resultó excesivo para caminar tambaleándome por el pasillo con la bolsa de orines en la mano, pero me confortaba saber que podía aparentar cierto estilo.

Estábamos en enero y por los pasillos del hospital había muchas corrientes. Me habían sentado en una silla de ruedas cubierta de mantas pues tenían que bajarme de nuevo a los quirófanos, por tercera vez, mi herida se llenaba de xilófagos, esas vidas indeseables y oportunistas, que conquistan el terreno y lo devastan. Ya había tenido varias infecciones así que abrirían de nuevo. Limpiar, desinfectar y volver a coser.

Un sanitario me empujaba hasta el ascensor que nos llevaría al sótano, la zona fría de operaciones. El hombre trataba de animarme, me decía que pronto estaría en casa y que allí ya sería un comer y comer y reponerme, pero yo solo sentía la gris inapetencia.

El ascensor estaba completo, hombres y mujeres que iban y venían del dolor a sus asuntos, las visitas, los familiares con caras preocupadas, los pacientes contraídos, con una dignidad agachada, la que mira al suelo.

El celador empujó la silla como pudo y me acomodó en el centro de un corro triste y ojeroso. De pronto, sentí una mirada clavada en mí, alguien me miraba con insistencia, alguien que vestía los pantalones verdes del pijama que visten los cirujanos. No quería levantar la cabeza, no quería ser mirada ni vista, no quería estar allí, ser de nuevo descosida, ser de nuevo algo correoso entre la realidad y los estupefacientes: una oruga, una res colgada en un gancho, carne para la muerte.

«... Morir, dormir, nada más. Y si durmiendo terminaran

las angustias y los mil ataques naturales herencia de la carne...».

«... ¿quién soportaría los azotes e injurias de este mundo, el desmán del tirano, la afrenta del soberbio, las penas del amor menospreciado, la tardanza de la ley, la arrogancia del cargo, los insultos que sufre la paciencia...?».

«... tierra inexplorada de cuyas fronteras ningún viajero vuelve...».

Etcétera, Shakespeare, en fin, es muy conocido.

La mujer vestida con un pijama verde me miraba. Al fin, levanto la cabeza y nuestros ojos se tropiezan. La reconozco, sé lo que hace, es cirujana, de las que llevan mascarillas blancas y guantes ensangrentados. En un gesto rápido, se abalanza sobre mí, me toma la mano y me deposita en ella un objeto extraño.

Me asusto. No sé qué puede ser, algo se ha clavado en mi mano y me pincha. No sé qué es.

Las puertas del ascensor se abrieron de repente, ya estábamos en la subpenúltima planta, la anterior a los quirófanos. La mujer salió precipitadamente no sin antes regalarme una sonrisa. En el ascensor ya solo quedábamos mi cuidador y yo.

Algo me molesta en la mano, algo que se hinca:

«¿Cómo te llamas?», le pregunto al sanitario.

Me da unos ligeros golpecitos en la espalda y me dice que se llama Jaime. Me acuerdo de un amigo que también se llama Jaime y siempre decía que era mejor tener al menos dos infiernos para poder ir de uno a otro y así entretenerse en el trayecto.

Rezo. No quiero estar aquí, pero mi oración es de hielo y no suena. No quiero temblar entre las mantas. No quiero visitar de nuevo la raíz de la secuoya, es muda, opaca, infinita, sus raíces se enredan conmigo y me inyectan sus bocas de amapola.

Yo le pedí a Dios entonces que me devolviera algo, que él era dueño de todo y que no necesitaría lo mío.

No, nada, nunca. Nunca dice nada, solo sabe caminar sobre las aguas, eso es todo. Solo tiene palabras para los muertos. Será ficción. La ficción de la ficción.

El corpulento celador y yo seguíamos bajando en el ascensor hasta el infierno.

En mi mano, el objeto que depositó aquella mujer seguía clavándose. De pronto sonó una campanita que indicaba que habíamos llegado al sótano, abrí la mano y entonces lo vi. Era un rosario rojo.

Se me deshizo un nudo en la garganta y lloré, por primera vez desde el diagnóstico. Lloro con profundo desconsuelo. Rezo:

> Dios, ayúdame, no permitas que el cáncer se me extienda por la sangre, que no me suba a los pechos o a la lengua, que no entre en mi cerebro, por favor, ayúdame.

Un batallón de enfermería me ayuda a levantarme de la silla de ruedas, se abren las puertas del quirófano, entramos, se cierran las puertas del quirófano, extienden mi cuerpo sobre una cama de níquel, me desnudan, buscan una vena en el dorso de mi mano, después me dicen que piense en algo bonito, pienso en una bicicleta, tal vez, tal vez, tal vez.

Una bicicleta.
Dos ruedas, hacia adelante y hacia atrás.
Girar a la izquierda, girar a la derecha.
Espera, espera, espera.
Si no la usas se oxida,
coge herrumbre, decae.
Si la usas te lleva la compra,
transporta carne, vino, pan, limones,
algunas velas para cuando se va la luz.
También admite cargas más pesadas,
un animal herido, un hijo, algunos libros, un
                                        [poco de leña.
En la montaña o en el mar es muy expresiva.
Está tan hermosa revolcada en el heno.
Da gusto ver pasar las nubes junto a ella,
dormir con ella al cielo raso.
La ciudad la asusta un poco,
demasiada velocidad.
A veces tengo la impresión de que le gustaría ser
                                        [algo distinto,
un perro, un banco de peces, una rosaleda, no sé,
o una colmena o un balcón, no sé.
Cuando la siento alicaída la acaricio y siento su
                                        [calambre cuando tropieza.
Siento su alma de caballo, sus sueños excéntricos
la voluntad de hacer camino con una paciencia
                                        [distraída.
Pedalear, pedalear, pedalear.
Pasan tantas cosas.

A cada instante se derrumban los cálices y las
[coronas,
a cada instante pasa el amor y el tiempo
[ensayando sus harapos,
pero ella siempre está ahí, la bicicleta,
como un punto caliente de sustentación.
Pedalear, pedalear, pedalear
sobre el sucio discurrir de los clavos y las piedras.
Todo está oculto.
Hay luciérnagas,
partículas de luz bajo el fuego cruzado de las
[sombras,
millones de luciérnagas.
Hacia la luz.
Todo lo vivo va y viene de la muerte.
¡Cuántas granjas azules por encima de nosotros!
Paseo con mi bicicleta, miro de soslayo,
veo un poco de merienda y alguna fuente,
una orquesta en retirada y aquí y allá
las primeras sombras de la tarde.
Veo un grupo de muchachos. Veo pájaros
picoteando la soledad de los manteles.

Doy las gracias

A esta nueva vida rara,
a sus signos descosidos, a su fragilidad.
Doy las gracias al idioma imposible de lo roto.
Agradezco el coraje que llora, el que aúlla,
el que trapichea con el futuro y desea
ser del todo semejante.
Doy las gracias a los que forman parte de una rueda,
de una ciudad o de una fábrica, no sé,
doy las gracias a los comunes y corrientes por
                                    [sostener las cúpulas.
Doy las gracias a los que besan heridas y labios
                                    [anhelantes.
A la primavera
doy las gracias, tiene un márquetin perfecto, me reclino
ante el jolgorio de los nidos,
píos y píos y píos, los pájaros
que no dejan que me pierda en un pensamiento negro.
Al otoño, sus parábolas,
sus colores secos que reposan sobre el filo de las hachas,
que anuncia, que anuncia
el primer humo del invierno y nos pone al abrigo

de una pintura holandesa: Pieter de Hooch,
tan ordenado,
de Vermeer o Metsu, gloriosamente domésticos:
un poco de fuego, un libro, la vida alrededor y el
[olor a sopa,
una caricia repostera.
Recojo las astillas de los dioses,
nacer-vivir-morir,
qué cosa tan simple. Doy las gracias.
Me asalta el instante y cae un vaso de mi mano,
estalla contra el suelo,
no hay sonido, agua suelta,
pies descalzos junto a pupilas de sangre.
¡Písalos! ¡Písalos!
Doy las gracias a los versos, a todos los poemas
[heredados,
a los poetas del festín,
a los del insomnio y a los del grito,
al verbo seco, al verbo encandilado,
doy las gracias al verbo frío,
al verbo canalla y al no-verbo,
al preverbo y al metaverbo
al de la noche y al del alba.
Amigo mío, te doy las gracias
por cogerme la mano en la senda tenebrosa.
No me faltes nunca, no te marches
antes que yo.

Post scriptum

Ir escribiendo en paralelo a un proceso de enfermedad extrema como lo es el cáncer, tumor o carcinoma, es una experiencia cercana a la poesía con ese algo suyo de desposesión extrema, de un estado alterado de conciencia, de la simple percepción humana. La prosa tiene otra marquetería, la novela es ordenada y casuística, metódica y atenta a los sucesos del tiempo, el espacio y la razón. Así el ensayo o, al fin, la literatura de pensamiento. Los poetas sin embargo son más aéreos, en realidad roban aire, como decía O. Mandelstam.

Recuerdo, desde los primeros días posteriores al diagnóstico, haber sido tentada por un instinto acuciante, un rumor de olas que parecía tener algún secreto para mí y que yo debía traducir.

La muerte es un filo que no tiene sentido ni territorio, la inminencia de ella, tan inesperada, es un temblor de tierra de una magnitud que te lleva a la despersonalización completa donde no te sientes, ni eres, donde no tienes nombre, ni pasado, ni tiempo, donde podrías, con tan solo dar un paso hacia delante, dejarte caer en alta mar, como el Tuffatore, el nadador, el que se lanza, el que se deja ir para, en un instante, convertirse en el signo puro de una tumba.

Hablo de la Gran Soledad, del lugar más triste y deshabitado, donde se acaba el relato, donde solo te ampara nombrar el instante, rescatar los pequeños guiños del caos, los titubeos de tus heridas, tus astillas, tus ruinas. Bruscamente se te arrebata la materia, los pensamientos, los recuerdos, los deseos, las imágenes. Pero cómo escribir, desde dónde, cuando lo amorfo sin tiempo ni espacio te posee.

Un sistema es por principio un conjunto de elementos, de cuerpos o partículas que, relacionándose entre sí, buscan ser otra cosa, otro objeto u otra forma de vida. En el caso de *La vida en otra parte*, como el cáncer mismo, la única apariencia que te queda es la tuya, una borrosa apariencia de ti, por tanto, el sistema soy yo, los bulbos de mí que esperan que el lenguaje, como medicina o besos de amor, revele y ordene, que desean la caridad de un sentido al que acogerte, pues alrededor solo queda el «ya-nada-ningún-mapa».

Al escribir tampoco pretendía exaltar ninguna emoción, simpatía o pena, solidaridad o admiración. Escribía para no irme por el desagüe, trataba de rescatar todos y cada uno de los recuerdos que venían a mí desde el pasado o el presente, a la manera de Proust tal vez, o no, rescatar el sabor de cada una de las migas de una magdalena, cada una de las partículas del silbido de un tren que parte, cada pizca del color azul de un delantal, un beso o un rincón de cielo entre dos torres de cristal, las esquirlas de una emoción, sí, eso pretendía, un *raptus* de realidad, acaso un argumento, una causa y su efecto correspondiente mientras vas olvidando el propio nombre.

Desde la razón solo me sobrevenía el grito. De lo que no se puede hablar es difícil hacerlo, la enfermedad, la muerte no se dejan narrar, son huidizas, no se someten a método, solo puedes aspirar a ser su esclavo, su trabajadora a tiempo completo.

Y aun así, aun así...

En lo impreciso también se vive, se crea en lo impreciso. La tercera persona como protagonista de un posible relato era impensable, tenía anhelo de mí, tenía que hablar de mí, hacer un esfuerzo para reconocerme. El cáncer me pedía mi propio nombre, creando un lenguaje para tal situación, una interrealidad literaria. No podía pretender, como diría Pascal Quignard, una *desinviduación total*, la enfermedad ya estaba descomponiendo mis células, yo tenía que componer, reconstruir a través de la belleza, la poesía, eufórica e inútilmente, trascendiendo esa dinámica golfa del mal del cuerpo que me tenía paralizada. Sí, buscar palabras que me trascendieran, que me volvieran a la vida, imágenes, emociones o versos que me golpearan, que me abrazaran, que me confirmaran que no me había muerto.

En cuanto a la forma, me es difícil decir si lo escrito pertenece a un género u otro o es una estructura laminar que se fue formando a lo largo de todo el proceso como la geología comprimida de un cerro o una montaña. Simplemente las palabras amanecían desde la extrema necesidad de contar, así Orfeo y su música contra la muerte. «Su lengua quejumbrosa, incluso privada de aliento, murmura», dice de nuevo Quignard. Y así estas páginas, un titubeo, unas hilachas en el tejer de cada día para no sentir que la muerte estaba cerca, demasiado cerca, para no escuchar el ruido del aguijón.

ISABEL ORDAZ
Madrid, febrero de 2024

Agradecimientos

Agradecimientos a los íntimos, los más próximos, los que sujetaron mi mano y apostaban por la esperanza, Hilario P. Guiñales, mi semejante, Mª. Ángeles Letrado, Yola Quirós.

A los que vinieron de visita, buscaron la habitación del hospital y luego mi casa, me regalaron la tarde, traían galletas, llamaban por teléfono, mi amiga Nera, Maribel, José Antonio, Miguel Ángel, Rafael, Sheridan.

Mi inmensa gratitud al doctor Rafael Álvarez, oncólogo del Hospital de San Chinarro, su amabilidad, sus palabras cuidadosas, ese semblante suyo de arcángel recién caído de un retablo. A los cuidadores, auxiliares, enfermeras, los que a pesar del duro trabajo les queda y ejercen compasión.

Toda mi deuda, mi gratitud, a los libros y a los versos que en el mundo han sido y serán, a aquellas y aquellos que pasaron su vida escribiéndolos y que a lo largo del tiempo nos han acompañado.

Los libros que me han acompañado

A continuación dejo algunas de las lecturas y relecturas frecuentadas durante este periodo.

Pascal Quignard
Sobre la idea de una comunidad de propietarios
La vida no es una biografía
El nombre en la punta de la lengua
Y otros.

Rüdiger Safranski
Un maestro en Alemania
Nietzsche
Heidegger y el comenzar
Y otros

Clarice Lispector
La hora de la estrella
La pasión según G. H.
Un soplo de vida
Agua viva
Y otros

Benito Pérez Galdós
La de Bringas
Doña Perfecta
Fortunata y Jacinta

Francisco Umbral
Mortal y rosa

Gabriel Miró
Años y leguas

Pedro Salinas
La voz a ti debida

Otras lecturas habituales son William Shakespeare, Antonio Machado, Simone Weil, Hannah Arendt, César Vallejo, Emily Dickinson, Alda Merini o Vladimír Holan, así como el Antiguo Testamento, el Libro de Job o el Cantar de los Cantares.